U0219266

【清】周树冬 ——著

周榍声 ——重订

金针梅花诗钞

青岛出版集团 | 青岛出版社

周楣声教授简介

周楣声（1918—2007），男，汉族，我国著名中医学家、针灸学家。

周楣声教授出生于安徽省天长县（现为天长市）中医世家，幼承家学，潜心医道，博览旁收，勤耕不辍。其生前曾任安徽中医学院教授、主任医师，全国首批名老中医学术继承人导师，中国针灸学会顾问，中国民间特种灸法研究会会长，安徽省灸法学会会长，阿根廷中华针灸学会顾问等职。

周楣声教授治学严谨，学术上精益求精，临床中敢于攻坚克难，特别是在针灸学的实践与研究中勇于推陈致新，独辟蹊径，提出诸多具有开创性的见解，总结出丰富的传世经验，其在灸法的传承与振兴、研究与临床应用等方面更是造诣深厚，贡献巨大。周楣声教授是一位蜚声中外的针灸大家，被国务院确认为有突出贡献的中医专家，并获得全国名老中医称号，享受政府特殊津贴，2007年被中华中医药学会授予"首届中医药传承特别贡献奖"。周楣声教授晚年致力于灸具的改革与推广，并对针灸治疗疑难病症进行了探索性研究与倡导。

周楣声教授一生著述丰硕，成果卓著，先后著成《灸绳》

《针灸歌赋集锦》《针灸经典处方别裁》《针灸穴名释义》《黄庭经医疏》《周氏脉学》《金针梅花诗钞》《针铎》等多种。这些著作，见解精辟，立论新颖，堪称经典，在国内外享有很高声誉。

内容提要

　　本书原为晚清名中医周树冬遗著残卷，后由周树冬之孙周楣声加以增减重订。周楣声教授在书中对梅花针灸学派的理论和技法做了重要阐述。书中撷取历代针灸文献之精华，贯串周氏四世传习之心得，不仅为针法之结晶，而且有所补充和发展。其中所举梅花派各法，实为他书所无，别具一格，足为针苑增辉。

　　全书分上、下两篇。上篇为针道，除扼要叙述古代刺法外，对用针的各项要领有深入浅出的阐发，共分因时、察形、识禁、审经、辨脉、认症、忌偏、选穴、先后、取穴、择针、进针、持针、深浅、候气、导气、补泻、中机、防晕、留针、出针等 21 节。条理分明，井然不乱。下篇为十四经要穴诗，亦有推陈出新之处。

　　本书的写作特点是首列诗歌(共有诗歌 326 首)，次陈经典，删繁就简，首尾贯通。这与历代针灸著录及其他中医文献，有其迥然不同之处，对于广大针灸专业工作者，有一定的参考价值。

前 记

先祖周丙荣，字树冬，生于清末（1862—1915）。入泮后即尊儒习医，受业于乃叔又渠公。通诸家言，尤长于针灸。喜撰述，惜迭经战乱，手稿已散佚殆尽。

1957年夏，余客姑母家，为之整曝残书自遣，无意间得《金针梅花诗钞》残稿于故纸堆中，先人手泽赫然在目，悲喜之情实难名喻。自兹而后，即日置案头，夜藏枕底，且抄且读，亦损且亦增，虽颠沛困厄，亦未当中辍与暂离也。

全稿分上、下两篇，共有诗歌三百二十六首。上篇为针道，除对古代刺法有挜要叙述外，特别着重于刺法之条陈，自进针之初至出针之后，共分为二十一节。举凡用针要旨，几无不包罗，层次分明，井然有序。下篇为孔穴，列举十四经之要穴而标其用，记诵亦颇称便。

文词典雅，音韵和谐，固为本篇之所长；而古朴费解，亦为其所短，然以之作为研习医古文之一助，亦未为不可也。篇中所云梅花各法，系先人之首创或别有师承，已不得而知，谨存之，以备一格。至于整理中余所增附各表，仅为便览而已。他山之石，可以攻玉，此篇之作，若能于斯道有所小补，则非敢望焉。

周楣声谨识
1980 年于合肥

序

　　针灸疗法是我国古代灿烂的医学遗产之一，也是我国发明最早的宝贵医疗方法。它在治疗上既有科学性，又有大众普及性，深受广大群众欢迎，目前在世界医林中享有很高的声誉。

　　我自幼学医，犹喜钻研简、便、廉、验的医疗方法。目睹针灸治病，收效迅速，而且经济、简便，深欲普及传习，以资推广，曾不揣浅薄，先后编写过简明实用的《新针灸治疗学》和《针灸疗法入门》等手册，以供初学针灸者参考。唯搜罗欠广，论述肤浅，常拟穷经溯典，更作新篇，奈以事冗年迈，力不从心，时引为憾！

　　今读我省天长县名中医周树冬老先生之遗著——《金针梅花诗钞》，见其全书均以七言诗歌体裁写成，上诗下文，诗文并茂。不仅便于记诵，而且从理论到临床，引经据典，探本求源，旁征博引，言简义明，乃一部博而能约的有系统的针灸著作，颇便于初学针灸者诵读。故乐为之序。

查少农

1981 年 4 月于安徽中医学院

时年七十又八

诗 序

自古金针重玉龙，玉龙久已归太空。
断鳞残甲埋尘土，世人枉自说雄风。
我今新谱梅花诀，梅香沁心能去疾。
年年寂寞在深山，不以无人花不发。
流芳常伴天风落，大地氤氲如沐浴。
化作金针度与人，但愿普天皆寿域。
鸣缶虽同下里巴，汗牛未见阳春雪。
纸窗明净自吟哦，置身恍在先贤侧。
医非小道技雕虫，生死权衡在掌中。
当门湖水明如镜，静对炉香妙契通。

周丙荣树冬撰
光绪壬寅春三月天长沂湖

目 录

上篇 针道

下篇　孔穴

上篇

针道

第一章　楔　子

针虽细物道通神，上合于天下合人。

易入难陈由已久，梅花新句见章程。

《灵枢·玉版》曰："余以小针为细物也，夫子乃言上合之于天，下合之于地，中合之于人……"《素问·汤液醪醴论》曰："针石，道也。"清·姚止庵注曰："治病之法必需针石，是针器也，而有道存焉。"盖针道之要，言之易而行之实难。故《灵枢·九针十二原》曰："小针之要，易陈而难入。"《灵枢·小针解》曰："所谓易陈者，易言也，难入者，难著于人也。"斯道难精，由来已久。金针梅花诗之作，或有小补焉耳。

用针去疾如解结，拔刺决闭污可雪。

针石之中至巧存，得其巧者疾可毕。

《灵枢·九针十二原》曰："今夫五脏之有疾也，譬犹刺也，犹污也，犹结也，犹闭也。刺虽久，犹可拔也；污虽久，犹可雪也；结虽久，犹可解也；闭虽久，犹可决也。或言久疾之不可取者，非其说也。夫善用针者，取其疾也，犹拔刺也，犹雪污也，犹解结也，犹决闭也。疾虽久，犹可毕也。言不可治者，未得其术也。"夫针者治法之至巧者也。《素问·五脏别论》曰："恶于针石者，不可与言至巧。"得其术者得其巧也。

　　　　粗守形兮上守神，神形合一乃存针。
　　　　持针考穴虽当重，气血阴阳实独尊。

　　《灵枢·九针十二原》曰："粗守形，上守神。"《灵枢·小针解》曰："粗守形者，守刺法也。上守神者，守人身之气血，有余不足，可补泻也。"古人且以守刺法为粗工，今人既知刺法亦不深究，是粗之又粗也。持针考穴固为要务，但察疾病之阴阳，审气血之虚实，实为尤要也。是乃真知针之所贵，而欲速者之所难也。

　　　　能治神者可治针，治神之要在修身。
　　　　识得玄微通造化，全形宝命刺方真。

　　《素问·宝命全形论》曰："一曰治神，二曰知养身，三曰知毒药为真，四曰制砭石小大，五曰知脏腑气血之诊。"又曰："凡刺之真，必先治神。"针，具也，用针者人也。医者之精神治，则造化道，料事明，决断果。使之临危则不乱，卒遇大恐不能惊。病者之精神治，则思虑蠲，气血完，使之信针不移，信医不惑，则取效必宏，事半而功可倍也。养身者祛病强身也。以不病之身，方可治有病之人。聚全身之力于指腕，方可使顽铁通于神明。张皇昏瞆，神未治也。手摇目眩，身未养也。不知草药之效，偏信针也。不制砭石大小，器不利也。不知脏腑气血之诊，阴阳虚实不明也。如此者非所以治病，适足以致病也。

第二章　刺　法

持针入肉各有方，说出《官针》法最详。
十二经有十二节，五脏五刺细衡量。
九刺用以应九变，缪刺《素问》有专章。
散刺后人遵古说，二十八法勿相忘。

刺法者，针道之用也，《灵枢·官针》中载之最详。一曰九刺以应九变；二曰十二节刺以应十二经；三曰五刺以应五脏。缪刺则在《素问·缪刺论》中论述更为详备。在九刺、十二节刺及五刺之中皆有输刺法。在三种输刺之中，十二节刺与五刺中之输刺，名同而法亦大体相同，故不重复赘赋。另有散刺法系后人据古法而立，共为二十八法，胪述于后。

第一节　九　刺

一、输刺

输刺用针内外备，外取手足内取背。
诸经手足有荥输，脏腑背俞尤足贵。

《灵枢·官针》曰："输刺者,刺诸经荥输脏腧也。"输刺(《针灸甲乙经》作腧刺)乃外取手足之荥输,内取腰背之脏腧,内外同取之刺法也。如手太阴肺经罹患时,在手可取鱼际(荥)或太渊(输),在背可取肺俞。其余脏腑可以类推。

二、远道刺(《针灸甲乙经》作道刺)

病在上者取之下,远道刺法疾可罢。

头面腑病刺腑腧,手足上下义无二。

《灵枢·官针》曰："远道刺者,病在上取之下,刺腑腧也。"远道刺,乃上病取下,引而竭之之刺法也。《灵枢·刺节真邪》曰:"发蒙者,刺腑输,去腑病也。"故以六腑之病变为宜。足少阳之输在足临泣,足阳明之输在陷谷,足太阳之输在束骨。足之三阳从头走足,故头面及上半身属于三阳经之病患,均可在足取穴。

除此以外,其他经穴可以手足上下互取用之者亦多。如列缺能治茎痛、尿血,照海能治咽痛、目赤。《肘后歌》云:"头面之疾针至阴,腿脚有疾风府寻。"均为远道刺之类也。

三、经刺

表里阴阳枢纽穴,大经结络经分说。

经刺之法重在斯,足如公孙手列缺。

实者可泻虚可补,不盛不虚以经取。

依经为治正邪宜，汤液灸刺均能主。

这在《内经》中有二义：

其一，即《灵枢·官针》所云："经刺者，刺大经之结络经分也。"乃在人身之大经脉与络脉相结合处行刺之法。"经分"有大经脉在此处分行和在该处取穴之意。如手太阴阳明之列缺、偏历；足太阴阳明之公孙、丰隆；手少阴太阳之通里、支正；足太阳少阴之飞扬、大钟；手厥阴少阳之内关、外关；足厥阴少阳之蠡沟、光明。举凡经脉与络脉相结合处，均为阴阳表里经之枢纽穴，较之各经其他腧穴，尤为重要也。

其二，即《灵枢·经脉》所云："为此诸病，盛则泻之，虚则补之，热则疾之，寒则留之……不盛不虚，以经取之。"《难经》第六十九难曰："不实不虚以经取之者，是正经自生病，不中他邪也，当自取其经，故言以经取之。"所谓正经自病，即病既不从生我者而来，亦不从我生者而来；既不从克我者而来，亦不从我克者而来，系由于本经自感之邪所致。因之当以本经之穴治之，而他经之穴则不居重要地位。

四、络刺

络刺之法不取穴，视其浮络泻其血。
瘀血郁滞多在阴，刺宜浅点乃要诀。

《灵枢·官针》曰："络刺者，刺小络之血脉也。"此乃不取经穴，但视其浮络以泻其恶血之刺法。《素问·调经论》

曰，刺留血者，"视其血络，刺出其血，无令恶血得入于经以成其疾"。《灵枢·经脉》曰："故诸刺络脉者，必刺其结上。甚血者虽无结，急取之以泻其邪而出其血，留之发为痹也。"《灵枢·寿夭刚柔》曰："久痹不去身者，视其血络，尽出其血。"均是络刺之用也。瘀血之留于络脉者，以身之阴部为多见，如耳后、肘内及膝腘等处。头之颞颥部亦常采用络刺之法。络刺泻血，有去瘀消滞、清热解毒之功。刺时对准青络脉，用浅刺及点刺法，疾入半分至一分，即刻退出，以能出血为度，不闭其孔令恶血自流。如出血变为鲜红，可按针孔以止之。在肘窝或膝腘等处青络脉不显时，可拍击数下则青络自见。络刺与点刺，法既相近，而义亦可通。至于点刺取穴与络刺不取穴，当随宜斟酌，不可强分。

五、分刺

> 分刺深针分肉间，邪气深藏浅刺难。
> 臀股肉多皆可用，腹胸胁肋勿轻谈。

《灵枢·官针》曰："分刺者，刺分肉之间也。""分肉"即肌肉丰厚而有界限可见者。邪气深藏其间，则浅刺不效，必须深刺方达病所。在臀股及肌肉丰厚之处多可用之。胸腹胁肋等处，肌肉菲薄，如针刺过深恐有刺中内脏之虞，当慎用。

六、大泻刺

脓血深留泻始除，铍针大泻决江河。

脓不畏多除务尽，血宜少见忌其多。

《灵枢·官针》曰："大泻刺者，刺大脓以铍针也。"大泻刺于痈疽疮疡排除脓血时多用之。脓不畏多，泻之务尽。血宜少见，切忌其多。血多者气夺，血不止者致死。

七、毛刺

痹在皮毛病气浮，针须毛刺刺皮肤。

雀啄连连无问数，落红点点见功夫。

《灵枢·官针》曰："毛刺者，刺浮痹皮肤也。"浮痹是指风寒湿三气客于皮毛之间，致皮肤顽麻不仁。但其病势较浅，尚未深入，故可用多刺浅刺之毛刺法，随病之所在以取之。针时如雀之啄食，连连而作，只宜平铺，不宜重叠，以患处大小而定，无问其数。针孔以略见血点为宜，但忌血外流，此乃毛刺与络刺之分别也。近世之梅花针法，殆为古法毛刺之流亚欤！

八、巨刺

此现有余彼不足，左右感通候在脉，

气血盛衰互倾移，巨刺得宜功效速。

《灵枢·官针》曰："巨刺者，左取右，右取左。"《素问·调经论》曰："痛在于左而右脉病者，巨刺之。"此乃左右易位在对侧取穴之刺法也。病虽在左而右脉能应之者，是因阴阳之气归于权衡，权衡以平，见于寸口。此方有余，彼即不足，故左病而右应之。补左阳之不足，实所以抑右阴之有余；泻右阳之有余，正所以补左阴之不足。由于气血盛衰能左右倾移，故用针之道，亦能左右互治。此乃巨刺左右互取之义也。

九、焠刺

燔针即是火烧针，除痹祛寒效独尊。

瘰疬阴疽常焠刺，慎毋炮烙妄施为。

《灵枢·官针》曰："焠刺者，刺燔针则取痹也。"《针灸甲乙经》曰："焠刺者，燔针取痹气也。"燔针焠刺即仲景所谓烧针，今则称为火针。将针烧红立即刺入患处，犹如淬铁，故称焠刺。常用以治痹证、阴疽及瘰疬等。《针灸聚英》言之颇详，今掇集援引如下。

燔针者火针也，常针者气针也。燔针频以麻油蘸其针，灯上烧之。烧时令针头低下，恐油热伤手。烧令通红，方可有效。若不红，不但无效，且不能入肉。先以墨记好针处，使针时无差。安慰病人勿令惊惧。切忌太深，恐伤经络，太浅则不能去病。唯消息取中，一针便去，不能久留。左手速按针孔，则痛止，不按则痛甚。但如在结块之上，仍须停针慢出，并转动其针，以发污滞。火针甚难，须有屠儿心、刽子手，方可行针。以治瘫痪癥块结积之病，尤宜火针，易获功效。盖火针大开孔穴，不塞其门，则邪从此而出。若气针微细，一出其针，孔穴即闭，风邪不出，故不及火针。凡下火针，须隔日一报之，经一宿身上发热恶寒者，为中病无害也。人身诸处皆可行针，但面上忌之。在夏天血气湿气皆聚于两脚，如误行火针则反加痛肿，不能行履也。温针乃楚人之法，入针于穴，以艾自针尾烧之，亦能取效。

又有所谓太乙针、雷火针、阳燧锭、百发神针、治癖神火针、阴症散毒针等，均燔针之变法，摘录数则，以备选用。

太乙针：治风气及一切内外诸病。寒者正治，热者从治。用艾绒三两，硫黄二钱，麝香五分，冰片七分，乳香、没药、丁香、松香、桂枝、杜仲、枳壳、皂角、细辛、白芷、川芎、独活、雄黄、山甲各一钱，火纸卷药末，糊桑皮纸六七层，如爆竹式，长五寸，径圆一寸五分，鸡蛋清刷之，阴干，密收。临用时火上烧红，隔布按在穴上针之。

内府雷火针：艾绒三钱，丁香五分，麝香二分，卷纸点烧，趁热隔纸捺于患处针之。

《本草纲目》雷火神针：艾绒二两，乳香、没药、山甲、硫黄、雄黄、川草乌、桃树皮末各一钱，麝香五分，掺拌，厚纸卷成。

内府阳燧锭：治风气并肿毒，硫黄一两五钱，铜勺内化开，依次加入川乌、草乌、蟾酥、朱砂各一钱，僵蚕一条，冰片、麝香各二分，搅匀，倾于磁盆内，荡转成片，收藏。临用时取豆大一片，粘于患处，灯草蘸油烧三五壮，毕，饮醋半盏，使起小泡，挑破出黄水，贴万应膏。

百发神针：治偏正诸风、漏肩、鹤膝、寒湿气、半身不遂、手足瘫痪、痞块、腰痛、小肠疝气、痈疽发背、对口、痰核初起不溃烂者均妙，用生附子、川乌、草乌、大贝母、乳香、没药、血竭、檀香、降香、麝香各三钱，母丁香四十九粒，艾绒作针，点燃，熏照患处。

治癣神火针：蜈蚣一条，木鳖仁、灵脂、雄黄、乳香、没药、阿魏、三棱、莪术、甘草、皮硝各三钱，闹羊花、硫黄、山甲、牙皂各二钱，甘遂五钱，麝香三钱，艾绒二两，卷成作针。

阴症散毒针：用羌活、独活、川乌、草乌、白芷、细辛、牙皂、灵脂、肉桂、山甲、雄黄、大贝母、乳香、没药、硫黄、蟾酥、麝香各等分，艾绒作针。

第二节　十二节刺

一、偶刺

一刺心前一刺后，前后相对如配偶。
俞募相合今所尊，源于古法须遵守。

《灵枢·官针》曰："偶刺者，以手直心若背，直痛所，一刺前，一刺后，以治心痹。刺此者，傍针之也。"《素问·痹论》论心痹之状曰："心痹者，脉不通，烦则心下鼓，暴上气而喘，嗌干善噫，厥气上则恐。"偶刺之法，一手按其胸前，一手按其背后，当其痛所，前后进针。观经文之意，似不必拘于经穴。傍针者，斜针以免刺中内脏也。后世之脏腑俞募取穴法，当系以古法偶刺为根源。募穴皆在胸腹，俞穴均在背脊，大多前后相对，相差不远。例如胃腑受病时，在前可取其经气所聚之中脘，在后可取其经气所输之胃俞。其他脏腑俞募详见选穴节，此处不赘。

二、报刺

痛处无常报刺寻，持针直刺久留停。

左手按摩随病所，出针复刺再施行。

《灵枢·官针》曰："报刺者，刺痛无常处也。上下行者，直内，无拔针（《针灸甲乙经》作直内拔针），以左手随病所，按之，乃出针，复刺之也。"风寒湿三气合而为痹。风气盛者为行痹，痛无常处上下行，正行痹之症状也。当其痛处直内针而久留之，并以左手随病所按摩之。病未已者，可拔针于另一处再针之。

三、恢刺

筋急难伸且莫嗟，针通恢刺病能恢。

直刺傍摇兼上下，大其针孔泄其邪。

《灵枢·官针》曰："恢刺者，直刺傍之，举之前后，恢筋急，以治筋痹也。"是在筋脉拘挛之处进针，深针直刺。傍之者，将针向四旁摇撼也；举之者，将针上下提插也。即向患处深针，并上下左右摇大其针孔，以泄其邪之意。

四、齐刺

> 齐刺三针一字排，二傍一直各分开。
>
> 痹气小深寒不重，亦名三刺义相该。

《灵枢·官针》曰："齐刺者，直入一，傍入二；以治寒气小深者（《针灸甲乙经》作'寒热气小深者'）。或曰三刺。三刺者，治痹气小深者也。"即病位正中直刺一针，两旁再斜入二针，三针一字排开，针尖相近，针柄相远，不必拘于经穴，随病之所在而进针。"小深"乃邪气虽已入内，但尚不太深之意。此法针天应穴时多用之。

五、扬刺

> 一针直入在中央，浅入而浮守四旁。
>
> 扬刺专医寒博大，顽麻痹痛足堪当。

《灵枢·官针》曰："扬刺者，正内一，傍内四，而浮之，以治寒气（《针灸甲乙经》作寒热）之博大者也。"扬，"阳"之误。扬刺应为阳刺。病位正中直入一针，四旁斜入四针，两旁比齐刺多加两针。依病进针，不拘经穴，以治寒气深入，稽留范围大，肢体麻木疼痛者。

六、直针刺

撮起皮肤横入针，沿皮直刺直针称。

一针两穴常须用，针必宜长刺不深。

《灵枢·官针》曰："直针刺者，引皮乃刺之；以治寒气之浅者也。"用左手将皮肤提起，右手沿皮横针直刺，故名，以治病气之不深者。《难经》第七十一难曰："针阳者卧针而刺之。"在头面及肌肉菲薄之处常须卧针横刺，亦直针刺之类也，于一针两穴时多用之。如地仓透颊车，攒竹透鱼腰，曲鬓透听宫，膻中透中庭，关元透中极，意舍透脾俞等皆可采用。

七、输刺（《针灸甲乙经》作腧刺）

输刺之法直出入，稀发而深引邪出。

气盛而热可以除，多进少退法自别。

《灵枢·官针》曰："输刺者，直出直入，稀发针而深之；以治气盛而热者也。"即垂直刺入，少待再垂直拔出。外提时次数不宜太多，内入时当逐步深进，方能去邪而退热。此与后世多进少退之补法有所不同。补法是频频发针，进多退少以纳气入内。输刺是发针稀少而渐入渐深，以逐步引邪外出，属于泻法范畴，必须分清。

八、短刺

短刺原来刺不深，渐摇渐入记须真。

骨痹致针当骨所，以针摩骨效方增。

《灵枢·官针》曰："短刺者，刺骨痹，稍摇而深之，致针骨所，以上下摩骨也。"当其病之所在而进针，渐摇渐入，在针尖着骨时复行摇动针身，使针尖在骨面往来摩刮以增其效。针尖及骨而止，所刺不深，故名短刺。

九、浮刺

须知浮刺一针斜，肌急而寒效可夸。

且莫认浮当作浅，浮而深入始无差。

《灵枢·官针》曰："浮刺者，傍入而浮之；以治肌急而寒者也。"是亦斜入进针之卧针法也，因针不直入，故名浮刺。与直针刺不同之处是直针刺用手提起皮肤横行进针，浮刺是不用手提皮，只是斜行进针，两者以一横一斜为别。

十、阴刺

手足厥冷脉不至，病入少阴寒厥致。

左右悉刺取太溪，阴病当须寻阴刺。

《灵枢·官针》曰："阴刺者，左右率刺之，以治寒厥，中寒厥，足踝后少阴也。"（《针灸甲乙经》作"此治寒厥中寒者，取踝后少阴也。"）病在少阴有手足厥冷、脉不至等寒厥之症状时，宜取足少阴经之太溪穴，以阴治阴，故名阴刺。

十一、傍针刺（《针灸甲乙经》作傍刺）

一傍一直刺名傍，二傍名齐四号扬。

单傍不直名浮刺，宜直宜傍见主张。

《灵枢·官针》曰："傍针刺者，直刺傍刺各一，以治留痹久居者也。"即当其病所直入一针，再傍刺一针，正斜各一之刺法。直针一、傍针一者名傍针刺；直针一、旁针二者名齐刺；直针一、傍针四者名扬刺；单独傍刺一针者名浮刺。当各因其宜而用之。

十二、赞刺

赞刺持针直出入，渐刺渐浅出其血。

痈肿初形助散消，轮刺渐深乃其别。

《灵枢·官针》曰："赞刺者，直入直出，数发针而浅之，出血，是谓治痈肿也。"即持针直入，迅即直出，上下进退，由深而浅，以去其恶血。与络刺不同，络刺须视其青络脉而刺之，赞刺则是在红肿处刺之。赞，助也，在痈肿初成之时，助其消散也。

第三节 五 刺

一、半刺

半刺应肺勿太深，浅刺还宜疾发针。

恰似拔毛无损肉，皮气通调古所尊。

《灵枢·官针》曰："半刺者，浅内而疾发针，无针伤肉，如拔毛状；以取皮气，此肺之应也。"进针浅，出针快，状如拔毛，无伤肌肉。用以疏其表邪，与毛刺可以相通。

二、豹纹刺

刺曰豹纹针成簇，前后左右必中脉。

泻其经血以应心，络刺出血义有别。

《灵枢·官针》曰："豹文刺者，左右前后针之，中脉为故；以取经络之血者，此心之应也。"豹之斑纹是由斑点簇聚而成，数针聚合有豹纹之象焉。前后左右皆针之者，非一身之前后左右皆须进针也，乃是于经穴周围数针齐下之意，必中脉出血为止，故必须数针齐施。豹纹刺与络刺虽同为出其经络之血，但络刺以刺其浮络为主，豹纹刺以取其经血为主。络浅而经深，故豹纹刺必须前后左右皆针，以免一针不中而血不出，亦可加拔火罐以助之。此应分清，以免混淆。

三、关刺

关刺应肝关节利，一名渊刺一名岂。

左右直刺尽至筋，慎毋出血违古义。

《灵枢·官针》曰："关刺者，直刺左右，尽筋上，以取筋痹，慎无出血，此肝之应也。或曰渊刺，一名岂刺（《针灸甲乙经》将'或曰渊刺，一名岂刺'列于合谷刺之下）。"筋痹常令关节不利，关刺者，利其关节也，故名。直刺左右，尽筋上者，在关节之左或右直刺，尽至筋所也。故能治关节酸痛、屈伸不利而属于筋之为病者，在透针法中常采用之。《针灸集成》之"手足指节蹉跌酸痛久不愈"条曰："屈其伤指，限皮骨内缩，即以圆利针深刺其约纹空虚而拔。诸节伤同。""肘节酸痛"条曰："使病人屈肘，曲池穴至近横纹空虚，以针深刺，穿出肘下外皮，慎勿犯筋，不至十日自瘥。""肩痛累月，肩节如胶连接不能举"条曰："取肩下腋上，两间空虚，针刺，针锋几至穿出皮外，一如治肘之法，慎勿犯骨。兼刺筋结处，神效。"他如犊鼻透膝眼，阳陵透阴陵，阳池透大陵，昆仑透太溪，绝骨透三阴交等，均属古法关刺之应用。

四、合谷刺

三针左右如鸡足，肌痹应脾针分肉。

象如岐骨两分叉，由是称之为合谷。

《灵枢·官针》曰："合谷刺者，左右鸡足，针于分肉之间；

以取肌痹，此脾之应也。"此乃正入一针，左右斜入二针，形如鸡足之刺法也。必须于肌肉丰厚处方易施行，故以之治肌痹。合谷居虎口岐骨处，岐骨亦有鸡足之象，故亦称之为合谷刺。在齐刺法中亦为三针并列，但齐刺之左右二针为针尖向内，合谷刺之左右二针为针尖向外，以此为别。

五、输刺

《灵枢·官针》曰："输刺者，直入直出，深内之至骨，以取骨痹，此肾之应也。"《官针》中所列举之输刺，在九刺、十二节刺与五刺中皆见之。五刺中之输刺与十二节刺中之输刺，名同而法亦大体相同，可以互观。

第四节　缪　刺

缪刺惟于手足寻，邪留于络未侵经。

左右相交同巨刺，在经在络要分明。

《素问·缪刺论》曰："夫邪客大络者，左注右，右注左，上下左右，与经相干，而布于四末。其气无常处，不入于经俞，命曰缪刺。""其与巨刺，何以别之？岐伯曰：邪客于经，左盛则右病，右盛则左病。亦有移易者，左痛未已，而右脉先病，如此者，必巨刺之，必中其经，非络脉也。故络病者，其痛与经脉缪处，故命曰缪刺。"是言巨刺与缪刺虽同为左病取右、右病取左之刺法，但用实有别：即邪在于经者宜巨刺，以调其经脉；邪在于络者宜缪刺，以调其络脉。然邪之在经与在络究何别乎？即经文所谓邪布于四末，其气无常处，不入于大经之俞穴，当以缪刺为主。故又曰："有痛而经不病者，缪刺之。因视其皮部有血络者，尽取之。"《素问·调经论》曰："身形有痛，九候莫病，则缪刺之。"《素问·三部九候论》曰："经病者治其经，孙络病者治其孙络血，血病身有痛者治其经络。其病者在奇邪，奇邪之脉则缪刺之。"故缪刺之部多在于身体之四末及各经之井穴，以及皮部之血络。高武曰："缪刺谓不分俞穴而刺之也。"而巨刺则必中其经，非络脉也，而以大经之俞穴为主。又《灵枢·终始》曰："凡刺之法，必察其形气。形肉未脱，少气而脉又躁，躁厥者必为缪刺之。散气可收，聚气可布。"此又为运用缪刺之一义。（增附《素问·缪刺论》缪刺各法便览表，见表1）

表1　《素问·缪刺论》缪刺各法便览表

见症	症居何经	取穴 （左取右、右取左）
卒心痛，暴胀，胸胁支满，嗌中肿痛，不能内食，不能内唾，时不能出唾，无故善怒，气上走贲上	邪客足少阴之络	然谷出血（或涌泉）
胁痛不得息，咳而汗出，枢中痛，髀不可举	邪客足少阳之络	窍阴、环跳
喉痹，舌卷，嗌干，心烦，臂外廉痛，手不及头	邪客手少阳之络	关冲
卒疝暴痛	邪客足厥阴之络	大敦

（续表）

见症	症居何经	取穴 （左取右、 右取左）
头项肩痛，拘挛背急，引胁而痛	邪客足太阳之络	至阴、金门
气满胸中，喘息而支胠，胸中热	邪客手阳明之络	商阳
目痛，从内眦始	邪客足阳跷之脉	申脉
有所堕坠，恶血内留，腹中满胀， 不得前后（大小便）	上伤厥阴之脉， 下伤少阴之络	先饮利药（攻 下），取然谷、 冲阳出血， 不已取大敦
耳聋，时不闻音，或耳中生风	邪客手阳明之络	商阳、中冲
鼻衄，上齿寒	邪客足阳明之络	厉兑
腰痛，引少腹，控䏚（季肋空 软处）不可仰息	邪客足太阴之络	下髎、腰俞

第五节　散　刺

穴名天应病为腧，扪按探寻穴不拘。

有得自能呼阿是，持针散刺定然苏。

《医学入门》云，散刺者，散针也，因杂病而散用其穴，随病之所在而针之，初不拘于流注，即天应穴，《资生经》所谓阿是穴也。阿是之名见于《千金方》，不拘经穴，扪按有得，患者常自称阿是，即据以入针，故亦名不定穴。亦即《内经》"以痛为腧"之遗意也，可与选穴节"得手应心"法互观。

第三章　刺　序

用针程序不等闲，层次分明始井然。
成竹在胸操胜算，唯知直针是愚顽。

刺序者，即刺法之先后程序与层次也。取穴虽准，程序不明，唯知直刺，是昧者之所为也。对于用针之法，古人论述极多，可称详备。但言之虽详，条理紊乱，叠床架屋，求显反晦，读之者不能眉目分明，用之者不能胸有成竹。爰撷其精华，删其繁复，为之条理而补充之。

第一节　因　时

因天时而调气血，通权变而济倾危。
得其时者病可期，失时反候病不治。

《素问·六微旨大论》曰："言天者求之本，言地者求之位，言人者求之气交……气交之分，人气从之，万物由之。"人身处于气交之中，四时之寒暑，一日之晨昏，莫不与人身之脏腑相应，故曰人身为小天地焉。《素问·八正神明论》曰："凡刺之法，必候日月星辰，四时八正之气，气定乃刺之。是故天温日明，则人血淖液而卫气浮……天寒日阴，则人血凝泣而卫气沉……是以因天时而调血气也。是以天寒无刺，天温无疑……是谓得时而调之。"《灵枢·卫气行》曰："谨候其时，病可与期。失时反候者，百病不治。"《素问·诊要经终论》及《素问·四时刺逆从论》详论四时气之所在，及用针者不明四时之害。《勉学堂针灸集成》引《千金》曰："凡下火灸时，皆以日正午以后，乃可下火灸之之时，谓阴气未至，灸无不着。午前平旦谷气虚令人癫眩，不得针灸，慎之慎之。其大法如此，卒急者不可用此例也。若遇阴雨风雪，暂时且停，候待晴明乃可灸之。灸时不得伤饱、大饥、饮酒、食生冷硬物及思虑、愁忧、嗔怒、呼骂。"是以善针灸者，既须认一年之中寒来暑往之气，更须认一日之中风雨晦明之气。天日晴和，阳光温煦，则得气速而效显；奇寒酷暑，疾风暴雨，则得气迟而效少。若遇暴病急病当及时救治，慢病久病可择天温日暖而治。至于延年益寿，防患未然，不妨遵古法择日候时行之。《灵枢·卫气行》曰："是故谨候其气之所在而刺之，是谓逢时。"移光定位及子午流注等法，亦乃因时之又一用也。

第二节 察 形

先度其形之肥瘦，次调其气之虚实。
男女老少不相同，劳逸禀赋均宜别。
形胜病者自可安，病胜形者死不治。
有余可泻不足补，阴阳俱竭难以刺。

病以形为依附，欲治其病，必察其形。《素问·三部九候论》曰："必先度其形之肥瘦，以调其气之虚实，实则泻之，虚则补之。必先去其血脉，而后调之……形气相得者生，参伍不调者病。三部九候皆相失者死。"《灵枢·逆顺肥瘦》谓肥人与壮士气血充盈，刺宜深而留之；瘦人与婴儿血少气弱，刺宜浅而疾之；常人则气血调和，刺之则无失常数。《灵枢·根结》谓人之气血有滑涩慓悍之不同，刺之亦有疾徐深浅多少之别。气滑则出疾，气涩则出迟，气悍则针小而入浅，气涩则针大而入深，深则欲留，浅则欲疾。又谓："形气不足，病气有余，是邪胜也，急泻之。形气有余，病气不足，急补之。形气不足，病气不足，此阴阳气俱不足也，不可刺之，刺之，则重不足，重不足则阴阳俱竭，血气皆尽，五脏空虚，筋骨髓枯，老者绝灭，壮者不复矣。形气有余，病气有余，此谓阴阳俱有余也，急泻其邪，调其虚实。故曰有余者泻之，不足者补之，此之谓也。"《灵枢·邪气脏腑病形》曰："诸小者，阴阳形气俱不足，勿取以针，而调以甘药也。"气以形为依附，形胜病者为吉，病胜形者终凶。如形气已衰，病气亦复不足，则非针石之所能治矣。

形气之辨，汪石山氏有言曰："夫形气者，气谓口鼻中喘息也，形谓皮肉筋骨血脉也。形胜者为有余，消瘦者为不足。其气者，审口鼻中气，劳役如故，为气有余也；若喘息气促气短，或不足以息者为不足。故曰形气也，乃人之身形中气血也。当补当泻，不在于此。只在病来潮作之时，病气精神增添者，是病气有余，乃邪气胜也，急当泻之。病来潮作之时，精神困穷语言无力及懒语者，为病气不足，乃真气不足也，急当补之。若病人形气不足，病来潮作之时，病气亦不足，此阴阳俱不足也，禁用针，宜补之以甘药。不已，脐下气海穴取之。"然经之所谓气，非必口鼻中之气也，应包括人身之元气及神气而言。如必以口鼻中之气方为气，则失之固执矣。

察形亦可知治之难易焉。《灵枢·寿夭刚柔》曰："黄帝曰：外内之病，难易之治，奈何？伯高答曰：形先病而未入于脏者，刺之半其日；脏先病而形乃应者，刺之倍其日。"外形虽病而内脏未伤，则事半而功倍；内脏先伤外形方应，则事倍而功半。他如女子勿犯孕忌（损害胎气诸穴），小儿勿犯前顶（囟会、上星诸穴，七岁以下严禁针），是亦察形之所当知也。

第三节　识　禁

一、与刺约相背者不可刺

刺之大约不可忽，针刺时机此为则：

未生未盛及已衰，可刺之时不可失；

脉症相逆病方袭，方其盛时刺不得；

未可刺也待以时，已不可刺劳无益。

无病针灸勿妄施，未至而迎谓之逆。

《灵枢·逆顺》曰："刺之大约者，必明知病之可刺，与其未可刺，与其已不可刺也……无刺病与脉相逆者……上工刺其未生者也；其次，刺其未盛者也；其次，刺其已衰者也。下工，刺其方袭者也，与其形之盛者也，与其病之与脉相逆者也。故曰：'方其盛也，勿敢毁伤，刺其已衰，事必大昌。'"遵守奉行谓之约，刺之大约者，针家之所当遵守奉行者也。病将发或初发者可刺，已发而未盛者可刺，病与脉相应者可刺。病之方盛者不可刺，脉与病相反者不可刺。未可刺者刺之无功，已不可刺者已失可刺之时矣。是为刺之大约。又《针灸聚英》戒逆针灸条曰："无病而先针灸曰逆。逆，未至而迎之也。"病之未生，是已有致病之因，又有将病之候，乃知肝传脾当先实脾及仲景候色验脉之意也。无病谓常人之健壮者也。以治病之法，施于不病之人，变利为害，自应列为刺约之一。

二、醉、怒、劳、饱、饥、渴、惊者不可刺

新内勿刺刺勿内，已醉勿刺刺勿醉。

新怒新劳新饱同，已饥已渴均相类。

方来之时坐卧休，惊恐必须定其气。

醉怒劳饱饥渴惊，告语医者遵此例。

《灵枢·终始》曰："凡刺之禁，新内勿刺，新刺勿内。已醉勿刺，已刺勿醉。新怒勿刺，已刺勿怒。新劳勿刺，已刺勿劳。已饱勿刺，已刺勿饱。已饥勿刺，已刺勿饥。已渴勿刺，已刺勿渴。大惊大恐，必定其气，乃刺之。乘车来者，卧而休之，如食顷乃刺之。出行来者，坐而休之，如行十里顷乃刺之。"《素问·刺禁论》曰："无刺大醉，令人气乱。无刺大怒，令人气逆。无刺大劳人，无刺新饱人，无刺大饥人，无刺大渴人，无刺大惊人。"因此，醉、怒、劳、饱、饥、渴、惊，均在禁刺之列。内，房事也。房事前后不宜刺，《素问》虽未列入，但可归之于大劳无刺之例。

醉、怒、劳、饱、饥、渴、惊，不但对病人列为刺禁，在医者本身也当列为刺禁。明·高武曰："大醉之后不可行针，不认深浅，有害无益。"《灵枢·官能》曰，"手巧而心审谛者，可使行针艾"。大劳、大饥，手不巧矣；大惊、大恐，心不审谛矣。精神未治，举措张皇，焉能视人临病哉。

三、神、魂、魄、意、精，五者已伤者不可刺

心藏神兮脾藏意，魂肝魄肺肾精志。

精神魂魄识存亡，五者已伤针不治。

《灵枢·本神》曰："心，怵惕思虑则伤神，神伤则恐惧自失，破䐃①脱肉，毛悴色夭，死于冬。脾，愁忧不解则伤意，意伤则悗乱，四肢不举，毛悴色夭，死于春。肝，悲哀动中则伤魂，魂伤则狂妄不精，不精则不正，当人阴缩而挛筋，两胁骨不举，毛悴色夭，死于秋。肺，喜乐无极则伤魄，魄伤则狂，狂者意不存人，皮革焦，毛悴色夭，死于夏。肾，盛怒而不止则伤志，志伤则喜忘其前言，腰脊不可以俯仰屈伸，毛悴色夭，死于季夏。恐惧而不解则伤精，精伤则骨痠痿厥，精时自下。是故五脏主藏精者也，不可伤，伤则失守而阴虚，阴虚则无气，无气则死矣。是故用针者，察观病人之态，以知精神魂魄之存亡得失之意，五者以伤，针不可以治之也。"破䐃脱肉，四肢不举，阴缩筋挛，皮焦色悴，腰脊不可以俯仰，骨痿精出，是形已败也。忧思过度，健忘抑郁，悲戚慌乱，狂喜暴怒，是神已乱也。形虽败而神不夺者犹可为也，神虽乱而形尚完者亦有望焉。神形俱夺者，针灸药石俱难为力矣。故久病消瘦，面色苍白，行动喘促，身体极端虚弱者，均在禁刺之列；投之以艾，庶乎有当也。

四、死症不可刺

热哕颧赤汗不出，热泄腹满坚如石；

热势炎炎目不明，老人婴儿腹满热；

---

① 䐃：音窘（jiǒng），意为丰厚的肌肉。

无汗热呕大便红，舌本糜烂热正炽；

热咳汗少鼻血多，热入骨髓死有日；

齿龄瘈疭热生风，九者见一刺不得。

《灵枢·热病》曰："热病不可刺者，有九：一曰，汗不出，大颧发赤哕者，死；二曰，泄而腹满甚者，死；三曰，目不明，热不已者，死；四曰，老人婴儿，热而腹满者，死；五曰，汗不出，呕下血者死；六曰，舌本烂，热不已者，死；七曰，咳而衄，汗不出，出不至足者，死；八曰，髓热者，死；九曰，热而痉者，死。腰折，瘈疭，齿噤龄也。凡此九者，不可刺也。"用针不审而刺之，咎将谁归。

五、禁针禁灸诸穴

针灸必须借孔穴，宜针宜灸须分别。

诸说不同难适从，我今扼要为君说。

主病之穴有多般，择其安者自合辙。

囿于古法亦非宜，穴失其用将湮没。

颜面诸穴火难行，灸疮发作瘢难灭。

腋腘肘掌灸亦难，行坐痛楚人不悦。

动脉应手慎灸针，伤其筋脉防出血。

背部多灸针略深，胸腹浅刺为妙诀。

腹部诸穴孕不宜，足之阴阳亦可识。

旁通博览一反三，始可仁心用仁术。

针灸治病不离孔穴，而孔穴又有禁针禁灸及宜针宜灸之分。用之失当，灾祸立见。《素问·刺禁论》列为专章，并昭告后人曰："脏有要害，不可不察……从之有福，逆之有咎。"但禁针禁灸穴，各书所载甚为不一。有云某穴可针可灸，有云某穴禁针禁灸，初学者每有无所适从之苦。虽独具只眼正其讹误者代不乏人，而辗转承袭或模棱两可者实尤为多见。过慎者使穴效不彰，鲁莽者每投针招咎，宜乎吾道沉沦而宿疴难愈也。

诸书所云禁针禁灸诸穴，其害也或系偶然，或系屡见。偶然者，其害未必尽归之于为针为灸，或系医者操持之失当，或系病者气血之先乱，一针甫入，祸害随之，乃彼此相传，遂列为禁例。如此者务宜正其视听，以尽诸穴之用。屡见者，或系性命之原，或系神明之室，犯之必殆，避之乃昌，如此者必使有目共睹，力图戒备。其于诸家之说，模棱者应澄之使清，讹误者宜纠之使正，未备者当补之使充，故神其说者应扑之使破。登斯民于寿域，振吾道之衰微，余虽不敏，责焉敢辞。

如少海一穴，《铜人》《素问注》云可灸，《明堂》《甲乙》则曰不可灸。大杼一穴，《铜人》曰可灸，《明堂》则禁灸，而王执中则曰非大急不灸。承筋一穴，《铜人》《千金》禁针，《明堂》则可针，而王执中曰："三说不同，不刺可也。"是骑墙之说，模棱两可，应澄之使清者也。复溜、天枢二穴，为常针常用者，而《千金》则云禁针，是讹误之说，应纠之使正者也。又如太渊、冲阳诸穴，古书虽未禁灸，但实宜慎针而忌灸，是未备者应补之使充者也。孙思邈曰："至如石门、关元二穴，在带脉下相去一寸之间，针关元主妇人无子，针石门则终身绝嗣。神庭一穴在于额上，刺之主发狂，灸之则愈癫疾。其道幽微，岂可轻侮之哉。"石门绝嗣之说未能尝试。若夫神庭禁针之说，已沿为禁例，岂知刺神庭明目，子和已倡之于前；而项强头疼，予亦刺之于后，刺未致癫，反能却病，此故神其说者应扑之使破者也。

《针灸聚英》曰："或问：《素问注》《铜人》《明堂》《千金》诸书，于髎穴有宜针灸，有禁针灸，刺浅刺深，艾壮多寡不同，将孰从哉？武曰：一穴而有宜针禁针、宜灸禁灸者，看病势轻重缓急，病轻势缓者，当别用一主治穴以代之；若病势重急，倘非此穴不可疗，当用此一穴。若诸书皆禁针灸，则断不可用矣。针浅深，艾多少，则以《素问》十二经深浅刺法为主，诸书相互参用之，不可偏废也。"此说虽有可取，但仍渺无边际，于实际无所助益。今删除繁芜，折以己意，为之条理陈述之：

凡古书禁针禁灸诸穴，苟无真知灼见者，则以不针不灸为宜。一病并非一穴专主，而所主之穴正多。古人之说虽各有不同，当亦有所由来，未可过分忽视，以自招殃咎。但亦未可为古人之说所囿而使穴失其用或终致湮没。

凡头顶诸穴，均宜斜刺或旁刺，且深至二寸以上亦无妨，慎妨直针深刺，尤以小儿为然。在百会以及上星诸穴，在小儿虽属斜刺亦属不宜。《素问·刺禁论》曰："刺头，中脑户，入脑立死。"亦应切记。

凡颜面诸穴，不论古书宜灸或禁灸，一律以不灸为是。灸不发疮者效少，疮发而瘢痕生矣，是病者之所拒而医者亦不乐为也。即必须用灸者，也应采用隔蒜隔姜等法，切勿使艾着肤，妄施炮烙。刺颜面诸穴时，如无丰富经验或名师传授，皆忌深刺。《素问·刺禁论》曰："刺面，中溜脉，不幸为盲。""刺客主人，内陷中脉，为内漏，耳聋。""刺匡（同"眶"）上，陷骨中脉，为漏、为盲。"故对眼眶附近诸穴更宜审慎。

凡腋腘肘掌及坐立处诸穴，因灸疮发作而致机关不利及行坐痛楚者，皆忌之。如承扶、委中、犊鼻、涌泉、商丘、少海、劳宫、阳池诸穴，古人有言可灸者，有言不可灸者。言可灸者以病言，言不可灸者是畏妨其行动言。比如涌泉，《铜人》曰"可灸"，《资生经》曰"灸后废人行动"。实并非穴不可灸，而系灸后使人行动痛楚也。不难由此以例其余。

凡动脉应手诸穴，皆忌直当动脉处进针，更禁灸。如欲进针亦必须避开动脉针之，以防出血致死或血不出为肿。如《素问·刺禁论》曰，刺跗上或阴股（动脉多在股之阴部），血出不止，死。又如"刺气街，中脉，血不出，为肿"，"刺腨肠，内陷，为肿"，"刺郄中，中大脉令人仆，脱色"等皆是。人迎、冲阳、箕门诸穴，不但宜遵古法禁针，且灸更宜禁，因灸伤筋脉更易遭殃。他如太渊、经渠诸穴，更宜慎针忌灸，以补古说之不足。

凡胸胁诸穴，除鸠尾及乳中外，虽针灸皆宜，但皆禁深针，最多亦不超过七八分，以免刺中内脏。如《素问·刺禁论》曰："刺缺盆中，内陷，气泄，令人喘咳逆。""刺掖下胁间内陷，令人咳。""刺膺，中陷，中肺，为喘逆仰息。"皆系深针伤肺之故。

凡背部诸穴，宜多灸，针亦可稍深。因背部皮肉坚厚，如灸少刺浅实难为力。尤以五脏俞穴，宜多灸少刺为宜。如进针，至少须达八分，三五分者少效。

凡关节处诸穴，宜用毫针及圆利针，忌用粗针大针。《素问·刺禁论》曰："刺脊间，中髓，为伛。""刺肘中，内陷，气归之，为不屈伸。""刺膝髌，出液，为跛。""刺关节，中液出，不得屈伸。"用毫针深刺关节，决无液出之理，亦不至中髓为伛。妄用粗针及大针者，每易招致不良后果。

凡腹部诸穴，如取耻以上曲骨、关元、中极等穴时，均须在排尿后进针。《素问·刺禁论》曰："刺少腹，中膀胱，溺出，令人少腹满。"因膀胱如膨满充实，极易被刺中，使尿溢入少腹而作满。孕妇孕期三月以下者，脐下各穴皆禁针灸；三月以上者，脐上各穴亦在禁例。足三阴及足阳明经腹部各穴，在孕期固属禁忌，其在下肢各穴亦应慎用。《资生经》引《明堂下经》云："凡怀孕不论月数不宜灸。"亦不可不知。（增附禁针、禁灸举例表，见表2—表4）

表2　禁针各穴诸说异同举例表

经别	穴名	诸说异同	可否针
任脉	会阴	《甲乙》《铜人》可针，《大成》《聚英》不针	可针
	鸠尾	《素问注》《甲乙》《千金》禁针灸，《铜人》《资生》可针	可针，宜慎
	膻中	《铜人》《资生》《入门》《明堂》禁针，《甲乙》可针	可针
督脉	神庭	《铜人》《甲乙》《千金》《资生》《聚英》《大成》禁针，张子和可针	可针
	脑户	《铜人》《资生》禁针，《大成》针灸皆禁，《明堂》《素问注》针三分	可针
	神道	《铜人》《入门》《大成》禁针，《明堂》《甲乙》针五分	可针
	灵台	《大成》禁针	可针

（续表）

经别	穴名	诸说异同	可否针
手阳明	五里	各家均禁针	可针，防出血
	巨骨	《素问注》禁针，《铜人》《甲乙》可针	可针
手少阳	三阳络	各家均禁针，《循经考穴编》可针	可针
	颅息	《铜人》《资生》《大成》禁针，《明堂》《甲乙》针一分	可针，防出血
	角孙	《铜人》《入门》禁针，《甲乙》《资生》《聚英》《大成》《集成》可针	可针
手少阴	青灵	各家均禁针	可针，防出血
足阳明	乳中	《铜人》微刺三分，余均禁针	不针
	天枢	《千金》禁针，《铜人》《甲乙》可针	可针
	气冲	《铜人》《大成》禁针，《明堂》《甲乙》可针	可针
	伏兔	《千金》禁针，《铜人》《甲乙》可针	可针
	冲阳	各家均云可针	宜不针不灸
足太阳	络却	《铜人》禁针，余云可针	可针
	承筋	《明堂》可针，余云禁针	可针
足少阳	承灵	《大成》禁针，余云可针	可针
足少阴	复溜	《千金》禁针，余云可针	可针

表3　禁灸各穴诸说异同举例表

经别	穴名	诸说异同	可否灸
督脉	脊中	各家皆不灸	可灸
	中枢		
	哑门	各家皆不灸，灸之令人哑	哑者自可灸
	风府		
	脑户	《铜人》可灸，不宜多；余云不灸	可灸
手太阴	天府	《明堂》可灸，余云禁灸	可灸
	尺泽	《明堂》不灸，《铜人》《甲乙》可灸	穴当关节处，不宜直接灸
	经渠	各家皆不灸	不灸，穴当动脉处
	太渊	各家均未言禁灸	穴当动脉处，应与经渠同禁
	少商	《铜人》不灸，《甲乙》可灸	可灸
手阳明	迎香	各家皆不灸	颜面诸穴皆不宜直接灸
	口禾髎		
足阳明	承泣	《铜人》《资生》可灸，《甲乙》《千金》《明堂》不灸	颜面诸穴皆不宜直接灸
	四白	《铜人》《资生》《甲乙》可灸，《集成》不灸	颜面诸穴皆不宜直接灸
	下关	《铜人》《资生》不灸，《甲乙》《集成》可灸	颜面诸穴皆不宜直接灸
	头维	各家均言不灸	不灸，以免毛发不生
	气冲	《铜人》《甲乙》可灸，《千金》禁灸	可灸
	髀关	《铜人》《集成》不灸，《甲乙》可灸	可灸
	伏兔	各家皆不灸	可灸

经别	穴名	诸说异同	可否灸
足阳明	阴市	《明堂》可灸，余云不灸	可灸
	犊鼻	《入门》禁灸，余云可灸	穴当关节，不宜直接灸
足太阴	隐白	《甲乙》可灸，《铜人》《入门》不灸	可灸
	阴陵泉	《铜人》《入门》不灸，《甲乙》《集成》可灸	可灸
	腹哀	《铜人》《入门》不灸，《甲乙》《集成》可灸	可灸
	周荣	《甲乙》可灸，《铜人》《入门》不灸	可灸
手少阴	少海	各家均未言禁灸	穴当肘关节，不宜直接灸
	极泉	各家并未言禁灸	穴在腋下以不灸为宜
手太阳	肩贞	《铜人》《入门》禁灸，《甲乙》可灸	可灸
足太阳	睛明	《甲乙》可灸，余云不灸	不灸
	攒竹	《甲乙》可灸，余云不灸	不灸
	天柱	《铜人》不灸，《入门》《甲乙》《集成》可灸	可灸
	心俞	《千金》《明堂》可灸，余云不灸	可灸
	承扶	《甲乙》可灸，余云不灸	可灸，但灸疮妨坐
	委中	《甲乙》可灸，《铜人》《入门》禁灸	不灸，穴在腘中
	申脉	《铜人》《入门》禁灸，《甲乙》《素问注》可灸	可灸，但妨碍行走

（续表）

经别	穴名	诸说异同	可否灸
足少阴	涌泉	《铜人》《集成》可灸，《资生》灸之废人行动	不灸，免碍行走
手厥阴	劳宫	《铜人》《甲乙》可灸、《明堂》禁灸	不灸，免碍握拳
	中冲	《甲乙》可灸，《铜人》《集成》不灸	不灸
手少阳	阳池	《铜人》禁灸，《甲乙》《集成》可灸	穴当关节，不宜直接灸
	耳门	《铜人》《甲乙》《集成》可灸，《明堂》禁灸	可灸，耳中有脓则不灸
	天牖	《铜人》禁灸，《甲乙》《资生》可灸	可灸
	瘈脉	《千金》不灸，《铜人》《甲乙》《集成》可灸	可灸
	丝竹空	各家均禁灸	不灸，穴近目
足少阳	瞳子髎	《铜人》《集成》不灸，《甲乙》《资生》可灸	不灸，穴近目在面
	头临泣	《铜人》不灸，《甲乙》《集成》可灸	可灸
	渊腋	各家均禁灸	可灸，但少用
	膝阳关	各家均禁灸	穴当膝关节，以不灸为是
	地五会	各家均禁灸，古云灸之令人废，不出三年死，未能证实	不灸，免碍行走
足厥阴	太冲	各家均未言禁灸	不灸，免碍行走

表 4　孕妇忌针灸各穴备览表

部位	经别	穴名
腹部各穴	足少阴	横骨、大赫、气穴、四满、中注、肓俞、商曲、石关、阴都、腹通谷、幽门
	足太阴	冲门、府舍、腹结、大横、腹哀
	足厥阴	阴廉、急脉
	足阳明	梁门、关门、太乙、天枢、外陵、大巨、水道、归来、气冲、滑肉门
	任脉	上脘、中脘、下脘、建里、水分、阴交、气海、石门、关元、中极、曲骨
四肢及他处各穴	足阳明	缺盆
	手阳明	合谷
	手太阴	少商
	足太阴	大都、三阴交
	足厥阴	大敦
	手厥阴	中冲
	足少阳	肩井
	足太阳	昆仑、至阴

第四节　审　经

凡刺必从经脉始，内次五脏外六腑。

能别阴阳十二经，识其所生病可取。

《灵枢·九针十二原》曰："未睹其疾，恶知其原？"《灵枢·小针解》曰："未睹其疾者，先知邪正，何经之疾也。恶知其原者，先知何经之病，所取之处也。"《灵枢·本输》曰：
"凡刺之道，必通十二经络之所终始，络脉之所别处，五输之
所留，六腑之所与合。"《灵枢·经脉》曰："凡刺之理，经
脉为始。营其所行，制其度量。内次五脏，外别六腑。"《灵
枢·卫气》曰："能别阴阳十二经者，知病之所生，候虚实之
所在，能得病之高下。"用针之道即在于平阴阳之偏胜，调脏
腑之虚实，使虚者得补，实者得泻，则阴阳平秘而精神自治矣。
故欲调其内脏，必取其外经。脏腑之虚实虽明，然若经络之起
止不识，乃徒知孔穴之功，不明经络之义。用针而不知审经，
必将开口动手便错矣。

第五节　辨　脉

　　针道之中诊道存，用针通诊见经纶。

　　欲别阴阳明补泻，先从寸口问浮沉。

　　持针必须明顺逆，顺者可治逆无及。

　　诸种逆候载灵枢，色脉不顺针不得。

　　《素问·宝命全形论》曰："五脏已定，九候已备，后
乃存针。"《灵枢·九针十二原》曰："凡将用针，必先诊脉。"
《灵枢·小针解》曰："所谓虚则实之者，气口虚而当补之也；
满则泄之者，气口盛而当泻之也。"《灵枢·邪气脏腑病形》
曰："黄帝曰：病之六变，刺之奈何？岐伯答曰：诸急者多寒，

缓者多热，大者多气少血，小者气血皆少，滑者阳气盛，微有热，涩者多血少气，微有寒。是故刺急者，深内而久留之；刺缓者，浅内而疾发针，以去其热；刺大者，微泻其气，无出其血；刺滑者，疾发针而浅内之，以泻其阳气而去其热；刺涩者，必中其脉，随其逆顺而久留之，必先按而循之，已发针，疾按其痏，无令其血出，以和其脉；诸小者，阴阳形气俱不足，勿取以针，而调以甘药也。"《灵枢·终始》曰："脉实者，深刺之，以泄其气；脉虚者，浅刺之，使精气无得出，以养其脉，独出其邪气。"《灵枢·玉版》曰："以为伤者，其白眼青黑眼小，是一逆也；内药而呕者，是二逆也；腹痛渴甚，是三逆也；肩项中不便，是四逆也；音嘶色脱，是五逆也。"又曰："腹胀，身热，脉大，是一逆也；腹鸣而满，四肢清，泄，其脉大，是二逆也；衄而不止，脉大，是三逆也；咳且溲血，脱形，其脉小劲，是四逆也；咳，脱形，身热，脉小以疾，是谓五逆也。"又曰："其腹大胀，四末清，脱形，泄甚，是一逆也；腹胀便血，其脉大，时绝，是二逆也；咳，溲血，形肉脱，脉搏，是三逆也；呕血，胸满引背，脉小而疾，是四逆也；咳呕腹胀，且飧泄，其脉绝，是五逆也……工不察此者而刺之，是谓逆治。"《灵枢·五禁》有五逆之说："热病脉静，汗已出，脉盛躁，是一逆也；病泄，脉洪大，是二逆也；著痹不移，䐃肉破，身热脉，偏绝，是三逆也；淫而夺形，身热，色夭然白，及后下血衃，血衃笃重，是谓四逆也；寒热夺形，脉搏坚，是谓五逆也。"《灵枢·逆顺》曰"无刺病与脉相逆者"，为刺之大约。孙思邈曰："凡欲针灸，必先诊脉。"高武引《济生拔萃》曰："凡针灸者，先须审详脉候，观察病证，然后知其刺禁。"汪石山曰："全凭察脉盛衰，以知病在何经，乃可随病以施针刺也。苟不诊视，则经脉之虚实，补泻之多寡，病症之死生，懵然皆无所知矣。于此而妄施针灸，宁免粗工之诮哉！……俾后之针士，必先以诊视为务。"汪又曰："奈何世之专针科者，既不识脉，又不察形，但问何病，便针何穴，以致误针成痼疾者有矣。间有获效，亦偶中耳。"《铜人指要赋》曰："行针之士，要辨浮沉，脉明虚实，针刺浅深。"《标幽赋》曰："慎之，大凡危疾、色脉不顺而莫针！"云岐子在《保命集》中对伤寒之头痛与腹痛，也认为应视其色脉知在何经而选穴施治。邪在三阳，如脉浮而头痛，邪在手足太阳，刺腕骨、京骨；如脉浮而长，邪在手足阳明，刺合谷、冲阳；如脉浮而弦，邪在手足少阳，刺阳池、丘墟、风府、风池。此刺头痛之法也。伤寒邪在三阴，如脉弦而腹痛，邪在足厥阴肝、手太阴肺，刺太冲、太渊；如脉沉而腹痛，邪在足少阴肾、手厥阴心包，刺太溪、大陵；如脉沉细而腹痛，邪在足太阴脾、手少阴心，刺太白、神门、三阴交。此刺腹痛之法也。凡此诸说足以证明，精于针者未有不通于诊者。

今之用针者，多系只针不诊，绝少先诊后针，殆因"针家不诊，听病者言"（《素问·长刺节论》）一语之故欤？姚止庵曰："盖善于诊脉而不善于用针者为未尽善，故经言'不诊'，非不必诊，以所重不专在诊也。乃后人从事于针者，借口'不诊'之语，穴腧刺法大略草草。绝不知病属何经，经应何穴，效与不效，听之而已，似皆'不诊'一语误之也。是故针法之妙，诚不在脉，而要知真善针者未有不知脉者也。"针家不诊脉，则针道不彰矣。

第六节　认　症

疾病有症乃可证，症象雷同易淆混，

治病非难认症难，辨因察形为定论。

症者，乃疾病之征候所见也。致病之原因与发病之脏腑不同，其征候所见亦各不相同。如肺受病则为喘为咳，脾受病则水湿不行，肾受病则精枯髓竭，心受病则脉涩不通，肝受病则爪枯风动。五脏如此，六腑亦然。此特荦荦大者，未可一概而论也。致病之原因与发病之脏腑虽各有不同，而症状之表现则每多重叠，见于此者亦可同于彼，出于彼者亦可见于此，雷同者既多，淆淆者自易。如徒知头痛医头，脚痛医脚，而不知辨因察形，其能愈病者亦鲜矣哉。如元代王履有言曰："有病因，有病名，有病形。辨其因，正其名，察其形，三者俱当，始可以言治矣。一或未明，而曰不误于人者，吾未之信也。"故持针临症，必须观其形，察其色，辨其舌，按其脉，闻其声，问其所苦，如此等等，权而衡之，度而量之，守诊家之绳墨，则识针家之枢要矣。

第七节 忌 偏

用针有道忌其偏，攻病之方贵得全，

互有短长难执一，灸针汤液在衡权。

致病之因非一，而治病之道更难以执一，针灸与汤液仅为常用与习用者而已。倘舍汤液而偏信针灸，不问其是否宜针或宜灸，一概施以针灸，用而不效，非针灸之过乃人之过也。先圣救世之术，针灸与汤液并重。迨至后世或分为二（针灸与汤液），或析为三（针与灸及汤液），用于针灸者仅为十分之一二，用于汤液者常为十九而万千。是皆不识治病之宜而失之偏极也。张仲景曰："表针内药，随宜用之。"（《金匮玉函经》）王执中引《千金》曰："若针而不灸，灸而不针，非良医也。针灸而药，药不针灸，亦非良医也……而世所谓医者，则但知有药而已，针灸则未尝过而问焉。人或诘之，则曰：是外科也，业贵精不贵杂也；否则曰：富贵之家未必肯针灸也。皆自文其过尔。"治病忌偏，古人早有明训，故王执中在撰著《资生经》时，于良药秘方用之已效者，每多推荐，而不为针灸所拘，是诚足可借鉴者也。

第八节　选　穴

人身寸寸皆是穴，一病所主穴数十。
持针每自费犹疑，临症茫然无所适。
按图索骥易失真，廿六活法须融合。
上工治病有玄机，胸有成竹无成法。

疾病之阴阳虚实既明，经络之起止交会亦识，进而即为选穴必确矣。汪石山曰："经络不可不知，孔穴不可不认。不知经络无以知气血往来，不知孔穴无以知邪气所在。知而用，用而的，病乃可安。"而人身寸寸皆是穴，一病亦有数十穴可主。苟胸无成竹，每临证张皇，或持针犹疑，或无的放矢，或泥古非今，或固执一法，是皆不明选穴要领之故也。

常见刻舟之辈囿于某穴主某病之说，乃按图索骥之陋技耳。汪石山又曰："或曰：诸家言某穴主某病，其说亦可从乎？曰：治病无定穴也，邪客于人，与正周流上下，或在气分，或在血分，无有定止。故喻用针，正如用兵，彼动则此应，或出以奇，或守以正，无有定制。医者不究病因，不察传变，唯守某穴主某病之说，执中无权，按谱施治，譬之狂潦泛溢，欲塞下流而获安者，亦偶然耳。夫病变无穷，灸刺之法亦无穷。或在上，下取之；或在下，上取之；或正取之，或直取之。审经与络，分血与气，病随经所在，穴随经而取，庶得随机应变之理，岂可执以某穴主某病哉。或曰：此固然矣，但学者望洋无下手处。曰：譬犹匠者，教人以规矩取方圆也。规矩之法在师，方圆之法则在子弟。夫圣人之于针，非经络孔穴无以教后学，后学非经络孔穴无以传之师。苟不知通变，徒执孔穴，所谓按图索骥，安能尽法哉！故曰：粗守形，上守神；粗守关，上守机。机之动不离其空中，此之谓也。"治病无定穴，初学之士宁毋望洋之感哉！然无定穴者重在有活法也，定穴存于活法之中，则用之自有绳准矣。活法为何？酌古参今，折以己意，共得二十六法，即：八纲条析，五输流注，俞募相连，原络主客，标本双郄，母子生克，循经分治，气血详分，远近相呼，应手得真，上下交征，八脉交会，求异求同，脏腑互通，任督同源，直斜贯串，表里相关，阴阳相引，出奇守正，一脉相承，首尾兼顾，单枪直入，左右开弓，梅花双萼，轮番交替，叠见重收。在上述选穴诸法之中，处处皆包涵配穴之理。苟能潜心而熟用之，则圆机活法自在其中矣。

一、八纲条析

诊道全凭定八纲，八纲条析更周详，

识得阴阳明补泻，治之有理刺多方。

八纲者，阴、阳、表、里、虚、实、寒、热也。里、寒、虚为阴，表、热、实为阳，故阴阳统束诸纲，尤为重要，此乃诊道之纲领，亦针道之准则也。《素问·标本病传论》曰："凡刺之方，必别阴阳。"《灵枢·寿夭刚柔》曰："审知阴阳，刺之有方，得病之始，刺之有理。"《灵枢·根结》曰："用针之要，在于知调阴与阳。"欲调阴阳，须明法则。八纲条析所列各法，正为调理阴阳而设也。（增附八纲条析配穴举

例表，见表5—表6）

表5　八纲条析配穴举例表之一——以阴为纲各证配穴法

	证候	方法	配穴			
里证	心气郁结，恍惚惊悸，头目昏花，烦闷不乐，痴呆健忘，不眠多梦	开郁散结，宁神安眠	心俞、少冲、郄门、间使、隐白、	神门、神道、阴交、行间、中冲、	大钟、通里、神庭、巨阙、百会、	通谷、膻中、灵道、大陵、气海
	中焦痞满，宿食不消，呕吐反胃，噫哕腹胀	宽中消胀，降逆止呕	公孙、梁丘、中脘、内庭、阳陵、	内关、不容、三里、天枢、章门、	阴陵、意舍、太冲、合谷、商丘、	承满、大钟、四满、大都、膈俞
寒证	停痰宿饮，泄泻便溏，奔豚寒疝，脏腑虚寒	行滞逐冷，益火理中	建里、中封、隐白、曲骨、冲门、	商丘、关元、腹哀、大敦、地机、	三里、温溜、行间、解溪、公孙、	外陵、水分、归来、中脘、章门
	神昏肢厥，脉伏虚脱，心腹冷痛，脱肛不收	温中固脱，救逆回阳	水沟、涌泉、中极、三里、中脘、	间使、劳宫、复溜、合谷、列缺、	神阙、阴交、命门、百会、外陵、	太溪、内庭、承山、长强、丰隆
虚证	痨瘵咳嗽，喘促上气，阴虚潮热，吐血尿血	理痨摄血，降气平喘	膏肓、肺俞、尺泽、脾俞、肾俞、	三里、阴谷、鱼际、孔最、大椎、	肩井、气海、郄门、涌泉、天突、	下廉、云门、太冲、劳宫、不容
	虚损梦遗，失精白浊，小便频数，自汗盗汗	固本培元，补血益气	三里、肾俞、气海、志室、公孙、	中脘、阴谷、血海、太溪、胃俞、	解溪、阴郄、百会、曲骨、绝骨、	脾俞、心俞、涌泉、商丘、关元

表6　八纲条析配穴举例表之二——以阳为纲各证配穴法

	证候	方法	配穴			
表证	外感风寒，发热无汗，头痛项强，鼻塞多涕，咳嗽咽痛，浮风隐疹	解肌发汗，祛风散寒	合谷、然谷、大都、曲池、陶道、	复溜、经渠、孔最、委中、后溪、	温溜、天柱、至阴、中渚、阳白、	风门、光明、商阳、上星、液门
	皮肤顽麻瘙痒，历节游走诸风	搜风行血，活络舒筋	肩髃、风市、合谷、曲池、列缺、	环跳、筋缩、太冲、阳陵、照海、	风池、阳关、大陵、尺泽、绝骨、	行间、肩贞、丘墟、委中、天柱
热证	发热烦躁，口舌干燥，消渴引饮，尿黄短少	泄热除烦，生津止渴	曲池、经渠、承浆、太白、支沟、	复溜、然谷、鱼际、通里、照海、	液门、厉兑、大敦、大陵、阳池、	陷谷、中冲、少冲、太溪、大椎
	人事不省，角弓反张，舌謇口噤，痰鸣目戴，小儿急惊，癫痫发作	开窍通闭，熄风镇惊	合谷、少泽、行间、上星、劳宫、	太冲、印堂、天柱、间使、涌泉、	人中、承山、临泣、廉泉、中冲、	三里、筋缩、外关、少商、神庭
实证	水湿停滞，全身浮肿，中焦痞满，二便不利	行水利湿，化浊通幽	支沟、水道、石门、公孙、肾俞、	照海、复溜、大钟、中脘、涌泉、	然谷、脾俞、丰隆、气海、曲池、	四满、阴陵、关门、曲泉、陷谷
	寒痰咳喘，胸胁胀满，癥瘕痞癖，肚腹坚大	祛痰降气，破积攻坚	膏肓、支沟、内关、上脘、丰隆、	三里、章门、四满、间使、肺俞、	天枢、中脘、膈俞、大陵、水分、	通谷、尺泽、曲泉、膻中、公孙

二、五输流注

> 十二经有五输穴，井荥输原经与合。
>
> 阴别于阳输代原，六十六穴须分别。
>
> 少商鱼际与太渊，经渠尺泽肺相连。
>
> 商阳二三间合谷，阳溪曲池大肠牵。
>
> 厉兑内庭陷谷冲，解溪三里胃所通。
>
> 隐白大都与太白，商丘阴陵泉脾属。
>
> 少冲少府神门寻，灵道少海属于心。
>
> 少泽前谷后溪腕，阳谷小海小肠经。
>
> 至阴通谷束京骨，昆仑委中膀胱识。
>
> 涌泉然谷与太溪，复溜阴谷肾所宜。
>
> 中冲劳宫大陵接，间使曲泽心包络。
>
> 关冲液门中渚池，支沟天井三焦知。
>
> 窍阴侠溪泣丘墟，阳辅阳陵胆可呼。
>
> 大敦行间冲封曲，五穴归肝共一途。
>
> 阴输木火土金水，阳输金水木火土。
>
> 子午流注此为基，应时开阖各有主。

五输穴，即肘膝四关以下十二正经井、荥、输、经、合诸穴类之简称，由于应用方便，收效宏伟，故历代医家均极重视。各经之五输穴，出于《灵枢·九针十二原》，即"所出为井，所溜为荥，所注为输，所行为经，所入为合"。此以水之流行，譬诸经脉之流注也。井象水之初生，荥象水已聚而莹亮，输象水之常注而成窬窬，经象水之常流不息，合象水之汇合而入于江河。

在《灵枢·本输》中，以心包络之中冲、劳宫、大陵、间使、曲泽作为心经之五腧穴，反无心包络本身井、荥、输、经、合五穴。对此《灵枢·邪客》曾作出说明，认为心不受邪，受邪则死。诸邪之在于心者，皆在于心之包络。因此在六十六个五输穴中，《灵枢》仅列出六十一穴；至《甲乙经》始以心包络之五输穴归之于手厥阴经，另以少冲、少府、神门、灵道、少海为手少阴心经之五输穴。至此，十二经之五输穴乃备，合为六十六穴。

《灵枢·邪气脏腑病形》曰：“大肠合入于巨虚上廉，小肠合入于巨虚下廉，三焦合入于委阳。”故在手三阳合穴之中，大肠在上肢既合于曲池，在下肢又合于上巨虚；小肠在上肢既合于小海，在下肢又合于委阳。其理在《灵枢·本输》中指出，胃为水谷之海，大肠、小肠皆属于胃，均为水谷受盛及传导之府，上下相连，外形虽殊，功实一体，故大肠与小肠亦同合于足阳明经。三焦为决渎之官，膀胱则为水道之所出，故三焦亦同合于足太阳经。后人则称上、下巨虚与委阳为手三阳经之下合穴。

所过为原者，即人身元（原）气所居之处也。五脏之原穴出于《灵枢·九针十二原》，即太渊为肺之原穴，大陵为心之原穴，太冲为肝之原穴，太白为脾之原穴，太溪为肾之原穴。在《灵枢·本输》中，只列出六腑的原穴，阴经均无原穴；而《灵枢·九针十二原》中，只列出五脏的原穴，阳经均无原穴；而《灵枢·九针十二原》中列举的五脏原穴，均为《灵枢·本输》中五脏之输穴，因之五脏均系以输代原，亦即输原合之。

明·汪机曰，"六腑又有原者。经曰：以三焦行于诸阳，故又置一腧而名曰原，五脏则以输为原……盖五脏阴经只以输为原，六腑阳经既有输仍别有原也。脏之输，腑之原，皆三焦之所行，气之所留止也，主治五脏六腑之有病也，名之曰原，以脐下肾间动气，人之生命，十二经之根本。三焦则为原气之别使，主通行上中下之三气，经历于脏腑也。故曰：三焦禀真元之气，即原气也"。

《针灸大全》引《千金》云："六阴经亦有原穴，乙（肝）中都，丁（心）通里，己（脾）公孙，辛（肺）列缺，癸（肾）水泉，包络内关也。"但未被后人所重视。

五输穴与五行相应之理，阴经五输依次为木、火、土、金、水，阳经五输依次为金、水、木、火、土。《灵枢·本输》中仅指出脏井属木，腑井属金，其余荥、输、经、合所属俱无规定。至《难经》，在第六十四难中加以类推补充，其义乃备。即阴井木，阳井金；阴荥火，阳荥水；阴输土，阳输木；阴经金，阳经火；阴合水，阳合土。并以刚柔相配阐明其理。

子午流注即以此六十六穴为基础，按照五行生克之理，以按日按时开穴治病。是因人身之脏腑不同，官能各异。各经气血之盛衰如水之有潮汐，月之有盈亏也。潮汐之至不失其时，盈亏更迭可以预卜。因其时而候其气，顺其势而导之，则事半而功可倍矣。

所应注意者，经脉之循行如按《灵枢·逆顺肥瘦》之说，则是"手之三阴从脏走手，手之三阳从手走头，足之三阳从头走足，足之三阴从足走腹"。如此则与《灵枢·本输》五输流注之义不符。如所出为井，则足之三阴与手之三阳可合也。手之三阴与足之三阳则不合也，因手之三阴所出在胸，足之三阳所出在头，此与六经井穴之义即有不符。但在《灵枢·根结》《灵枢·卫气行》及《素问·阴阳离合论》三章中，所论述之十二经根结与标本，其行走方向均自四肢走向躯干。根和本就是根本，言脉气之所始起也。标是末梢，结是交结，言末梢之经脉常彼此交结也。如足太阳是根于至阴，足少阳根于窍阴，足阳明根于厉兑，足少阴根于涌泉，足厥阴根于大敦，足太阴根于隐白，手太阳根于少泽，手阳明根于商阳，手少阳根于关冲。以上之根穴，均为各经之井穴，虽手三阴之本和根，以及他经之标和结，各篇所述不尽相同，但义则无殊也。

各经之气均自肢端向内脏行走，且渐走渐深。可见《灵枢·逆顺肥瘦》所述是以各经之衔接关系言，而《灵枢·本输》所述是以经脉与流水之比譬言，合而观之可耳，不必拘泥也。

仿《针经节要》将六十六要穴列表说明如表7，并增入上、下巨虚与委阳三穴。

关于五输穴的应用，方法甚多，除子午流注一法另作探讨外，约举数端于下，以见一斑。（增附阴阳五输便览表，见表7）

表7　阴阳五输便览表

	阴经五输							阳经五输						
	五行	肝	心	脾	肺	肾	包络	五行	大肠	胃	膀胱	胆	小肠	三焦
所出为井	木	大敦	少冲	隐白	少商	涌泉	中冲	金	商阳	厉兑	至阴	窍阴	少泽	关冲
所流为荥	火	行间	少府	大都	鱼际	然谷	劳宫	水	二间	内庭	通谷	侠溪	前谷	液门
所注为输	土	太冲	神门	太白	太渊	太溪	大陵	木	三间	陷谷	束骨	临泣	后溪	中渚
所过为原		（中都）	（通里）	（公孙）	（列缺）	（水泉）	（内关）		合谷	冲阳	京骨	丘墟	腕骨	阳池
所行为经	金	中封	灵道	商丘	经渠	复溜	间使	火	阳溪	解溪	昆仑	阳辅	阳谷	支沟
所入为合	水	曲泉	少海	阴陵	尺泽	阴谷	曲泽	土	曲池上巨虚	三里	委中	阳陵	小海下巨虚	天井委阳

（一）五脏五输

痞满属肝伐井木，身热属心荥水长，

体重节痛脾为病，责之于输是土乡，

寒热咳嗽经金肺，逆气而泄合水旁。

五输脏腑脉症主，五行相应兼症良。

《难经》第六十八难曰："五脏六腑皆有井、荥、俞、经、合，皆何所主？……井主心下满，荥主身热，俞主体重节痛，经主喘咳寒热，合主逆气而泄。此五脏六腑井、荥、俞、经、合所主之病也。"《针灸聚英》又加以发挥，其法更备，即凡心下满者属肝病，以取井为主；身热属心病，以取荥为主；体重节痛属脾病，以取输为主；喘咳寒热属肺病，以取经为主；逆气而泄属肾病，以取合为主。在五脏病之中，本脏脉症取本经之五腧穴为主，如兼见有他脏之证候时，即取本经中之五行相应穴以治之。例如，心病以脉洪烦心、掌中热而哕、脐上有动气等症状为主，如兼见有心下满之肝木症状时，可刺心经之井穴少冲（木），余可类推。在五腑（胆、小肠、胃、大肠、膀胱）之病症中，亦以本腑之脉症取本经之五输穴为主，如兼有他脏之症状时，即取其本经之五行相克以治之。例如，小肠病以脉浮洪、面赤、口干、善笑等症状为主，而兼见有体重节痛之脾土症状时，可刺小肠经之输穴后溪（木）以治之，余可类推。包络与三焦，古法虽未言及，亦可照例而行。《标幽赋》曰："体重节痛而俞居，心下痞满而井主。"即以六十八难为根源，但略而不详，列表供参。（增附《难经》《聚英》五输穴主病表，见表8）

表8　　《难经》《聚英》五输穴主病表

	以本脏之脉症为主；如兼见他脏之脉症时，则取本脏与他脏之五行相应穴						以本腑之脉症为主；如兼见他脏之脉症时，则取本腑与他脏之五行相克穴					
	五行	肝病为主	心病为主	脾病为主	肺病为主	肾病为主	五行	胆病为主	小肠病为主	胃病为主	大肠病为主	膀胱病为主
兼见心下满（肝木之病）	井木	大敦	少冲	隐白	少商	涌泉	井金	窍阴	少泽	厉兑	商阳	至阴
兼见身热（心火之病）	荥火	行间	少府	大都	鱼际	然谷	荥水	侠溪	前谷	内庭	二间	通谷
兼见体重节痛（脾土之病）	输土	太冲	神门	太白	太渊	太溪	输木	临泣	后溪	陷谷	三间	束骨

（续表）

	五行	肝病为主	心病为主	脾病为主	肺病为主	肾病为主	五行	胆病为主	小肠病为主	胃病为主	大肠病为主	膀胱病为主
兼见喘咳寒热(肺金之病)	经金	中封	灵道	商丘	经渠	复溜	经火	阳辅	阳谷	解溪	阳溪	昆仑
兼见逆气而泄(肾水之病)	合水	曲泉	少海	阴陵	尺泽	阴谷	合土	阳陵	小海	三里	曲池	委中
								总取丘墟	总取腕骨	总取冲阳	总取合谷	总取京骨

（二）五输五变

五输可以应五变：冬春刺井脏病居，

春夏刺荥病在色，时间时甚夏刺输，

音病刺经秋与夏，味病刺合秋冬呼。

《灵枢·顺气一日分为四时》中，黄帝曰："余闻刺有五变，以主五输，原闻其数？"岐伯曰："藏主冬，冬刺井；色主春，春刺荥；时主夏，夏刺输；音主长夏，长夏刺经；味主秋，秋刺合。是谓五变，以主五输。"黄帝又问曰："何谓脏主冬，时主夏，音主长夏，味主秋，色主春？"岐伯答曰："病在脏者取之井，病变于色者取之荥，病时间时甚者取之输，病变于音者取之经，病在胃及饮食不节得病者取之合，故命曰味主合。是谓五变也。"又《难经》第七十四难曰："经言春刺井，夏刺荥，季夏刺输，秋刺经，冬刺合。"与《灵枢·顺气一日分为四时》不同。越人去古未远，难经文无考，但刺法从时，亦

未可非是也。（增附五输五变刺法表，见表9）

表9　　五输五变刺法表

五输	四时	五变
井	冬春刺井	病在脏者
荥	春夏刺荥	病变于色者
输	夏与季夏刺输	病时间时甚者
经	长夏与秋刺经	病变于音者
合	秋冬刺合	病变于味及饮食不节得病者

（三）脏输腑合

　　脏病取输腑取合，下肢诸合尤合辙。

　　外经有病取荥输，内府脏腑合可括。

　　《素问·痹论》曰："五脏有俞、六腑有合，循脉之分，各有所发，各随其过，则病瘳也。"《素问·咳论》曰："治脏者治其俞，治腑者治其合。"《灵枢·四时气》曰："邪在腑取之合。"《灵枢·邪气脏腑病形》中，问曰："荥输与合各有名乎？"答曰："荥输治外经，合治内府。"问曰："治内府奈何？"答曰："取之于合。"问曰："合各有名乎？"答曰："胃合于三里，大肠合入于巨虚上廉，小肠合入于巨虚下廉，三焦合入于委阳，膀胱合入于委中央，胆合入于阳陵泉。"《针灸问对》对六腑病形刺合之法又重复引证，即大肠病取巨虚上廉，小肠病取巨虚下廉，胃病取三里，三焦病取委阳，膀胱病取委中，胆病取阳陵，所指更明确。经文所谓"荥输治外经，合治内府"，应予推而广之，外经自然是指各经在外之经病而言，内府即内脏之意，不应单指六腑。"府病取合"，无论脏病腑病均以取合为宜。

（四）荥合代井

诸井下针肌肉薄，补泻难施病难却。
荥合代井在变通，泻井泻荥补井合。

《难经》第七十三难曰："诸井者，肌肉浅薄，气少不足使也，刺之奈何？然，诸井者，木也（系指诸阴经之井穴而言），荥者，火也，火者木之子，当刺井者以荥泻之。"汪机曰："此专为泻井者言也，若当补井，则必补其合。"徐灵胎曰："此泻子之法也。如用补则当补其合，可类推。"例如，泻窍阴时可用侠溪代之，补少冲时亦可用少海代之。因之，泻井当泻荥，补井当补合，乃是取井时的变通方法。

（五）五输并用

一经之中用五输，五输并用病可除。
专凿一经求速效，斩关夺路建宏图。

即在一经之中，同时采用其井、荥、输、经、合五穴，以增强其效果。如在肺病咳喘剧烈之际，欲求速效，可斩关夺路同时取用少商、鱼际、太渊、经渠与尺泽五穴。余类推。

在应用五输穴时，尚有其他规律。如《灵枢·寿夭刚柔》

曰："病在阴之阴者刺阴之荥输，病在阳之阳者刺阳之合，病在阳之阴者刺阴之经，病在阴之阳者刺络脉。"《灵枢·五乱》曰："气在于心者，取之手少阴、心主之输。气在于肺者，取之手太阴荥、足少阴输。气在于肠胃者，取之足太阴、阳明；不下者，取之三里。气在于头者，取之天柱、大杼；不知，取足太阳荥输。气在于臂足，取之先去血脉，后取其阳明、少阴之荥输。"录以备参。

三、俞募相连

俞在背阳经气输，募在腹阴经气结。
阳俞左右皆成双，阴募六双六单别。
肺俞募在中府边，大肠俞募天枢列；
胃募中脘对胃俞，脾俞募在章门穴；
小肠俞近募关元，心俞募穴是巨阙；
膀胱俞募中极行，肾俞募与京门接；
厥阴俞对募膻中，三焦俞募石门说；
肝俞寻募是期门，胆俞问募有日月。
阴阳相偶背腹分，前后交攻是妙诀。

募者，召集也，言经气之所结聚也。俞者转输也，言经气由此流转也。阴经主行于腹，而俞则在背；阳经主行于背，而募则在腹。经脉既前后贯通，病气亦彼此传布。《针灸问对》云："或曰：五脏募皆在阴，俞皆在阳，何谓也？《难经》曰：阴病行阳，阳病行阴。故募在阴，俞在阳。募与俞，五脏孔穴之总名也。在腹为阴，谓之募，言经气聚于此也。在背为阳，谓之俞，言经气由此而输于彼也……阴病行阳，阳病行阴者，阴阳经络气相交贯，脏腑腹背气相通应，所以阴病有时而行阳，阳病有时而行阴也。"俞与募均为与该脏腑紧邻之有效孔穴，如肺俞与中府，心俞与巨阙，肝俞与期门，膀胱俞与中极等，莫不前后相应，高下相当。故可近攻直取而收捷效。阴病行于阳者，谓阴经病气有时能聚于背，故应治其俞。阳病行于阴者，谓阳经病气有时能聚于腹，则应治其募。阴阳之气互相交贯，当各因其所在而治之。其中俞穴皆为双穴，俱属膀胱经，左右共有二十四穴。募穴六双六单，分属任脉及肺胃肝胆五经，共有十八穴（胆募一作日月，一作辄筋；三焦募一作石门，一作阴交）。是均躯体之要穴，治针者所当先知也。（增附十二俞募穴表，见表10）

表10　十二俞募穴表

十二经	肺	大肠	胃	脾	心	小肠	膀胱	肾	心包	三焦	胆	肝
俞穴	肺俞	大肠俞	胃俞	脾俞	心俞	小肠俞	膀胱俞	肾俞	厥阴俞	三焦俞	胆俞	肝俞
募穴	中府	天枢	中脘	章门	巨阙	关元	中极	京门	膻中	石门（阴交）	日月（辄筋）	期门

四、原络主客

> 肺络列缺偏历肠，胃丰隆脾公孙当。
>
> 小肠支正心通里，肾络大钟胱飞扬。
>
> 包络内关三焦外，胆光明肝蠡沟长。
>
> 大包虚里名大络，任络尾翳督长强。
>
> 阴跷照海阳申脉，十五十八互参详。
>
> 阴阳原络为主客，主病取原客络良。

络穴乃经脉彼此交通之枢纽，亦为相与表里经脉之孔道。《入门》云："经，径也。径直者为经，经之支派旁出者为络。""络穴俱在两经中间，乃交经过络之处也。"《灵枢·经脉》有别穴十五，别穴即络穴也。肺之别列缺，大肠之别偏历，脾之别公孙，胃之别丰隆，小肠之别支正，心之别通里，肾之别大钟，膀胱之别飞扬，三焦之别内关，心包之别外关，肝之别蠡沟，胆之别光明，任脉之别尾翳，督脉之别长强，与脾之大络大包，另胃之大络虚里，如再加照海为阴跷之络，申脉为阳跷之络，则人身共有十八络穴矣。此处仅以十二经之十二络穴为主，与十二经之十二原穴相配，共成阴阳表里原络主客二十四穴。

原穴之义前已言之矣，《难经》第六十六难曰："三焦者，原气之别使也，主通行三气，经历于五脏六腑……故所止辄为原。五脏六腑之有病者，皆取其原也。"徐灵胎曰："盖谓五脏之气皆会于此，而别络之气亦因乎此也。"王海藏曰："如补肝经，亦于肝原穴上补一针，如泻肝经来，亦于肝经原穴上泻一针，如余经……仿此例。"由此可见，原穴乃经气深入和原气流注之孔道也。络穴乃阴阳表里经脉交通之枢纽，为阴经别走阳经，阳经别走阴经，贯亘两经之间者。例如，肺与大肠为表里，大肠经之偏历可络于肺经，而肺经之列缺亦可络于大肠经。当某一经脏有病时，即取本经之原穴为主，再配以表里经之络穴为客，以收疏通表里，调燮阴阳之效。在进行原络选穴时，对于十二经之"是动"与"所生病"，应予熟记。（增附十二经原络主客穴表，见表11）

表11　十二经原络主客穴表

原（主）	肺	大肠	胃	脾	心	小肠	膀胱	肾	心包	三焦	胆	肝
	太渊	合谷	冲阳	太白	神门	腕骨	京骨	太溪	大陵	阳池	丘墟	太冲
络（客）	大肠	肺	脾	胃	小肠	心	肾	膀胱	三焦	心包	肝	胆
	偏历	列缺	公孙	丰隆	支正	通里	大钟	飞扬	外关	内关	蠡沟	光明

五、标本双郄

肺之郄穴号孔最，大肠郄穴温溜位。

阴郄养老心小肠，脾郄地机梁丘胃。

心包郄门焦会宗，水泉金门肾膀备。

中都外丘肝胆分，二跷交信跗阳是。

阴维筑宾阴阳交，十六郄穴分明记。

标本双郄补泻殊，管教阴平阳能秘。

郄者，两骨间之孔隙也，为气血深藏之所。在人身各主要经脉之中，均有其郄穴，且均居于肘膝之上、下部，应用甚便。阴阳双郄者即在互为表里阴阳二经之中，同时采用其郄穴，作为阴阳主客标本补泻之用，使阴阳平秘而无所偏胜。例如，手太阴之阴气有余，则手阳明之阳气即显示为不足，以泻肺之郄穴孔最为主为本，再补大肠之郄穴温溜为客为标。又如胃之阳气不足，则脾之阴气即显示为有余，补胃之郄穴梁丘，泻脾之郄穴地机，使互根之阴阳得以和调而愈病。人身十二经中共有十二郄穴，再加二跷二维四郄，共有十六郄穴。（增附阴阳十六郄穴表，见表 12）

表 12　阴阳十六郄穴表

阴经郄穴				阳经郄穴			
手太阴经	孔最	足少阴经	水泉	手阳明经	温溜	足太阳经	金门
手少阴经	阴郄	足厥阴经	中都	手太阳经	养老	足少阳经	外丘
手厥阴经	郄门	阴跷	交信	手少阳经	会宗	阳跷	跗阳
足太阴经	地机	阴维	筑宾	足阳明经	梁丘	阳维	阳交

六、母子生克

相制相克为主客，泻其有余补不足。

脾气不足补土先，后泻木防土遭克。

相生相成为主客，《难经》古义从新说。

虚补其母生我求，实泻其子我生识。

天地五行之制约生成，内应脏腑之阴阳消长，故可在相制相克或相生相成两经之中，各取其要穴以收生克制约之效。如土气不足是由于木气之有余，则既须以泻肝为主为本，又须以补脾为客为标。如泻肝时取其荥穴行间（五行属火，实泻其子），则补脾时即可取其荥穴大都（五行亦属火，虚补其母）。如土气本已不足，则既须补土以化其凝滞之阴，更须泻木以防其未盛之阳。此乃以患病之本经为主为本，而以相克之经为客为标。即木盛则须泻木培土，土虚也应培土伐木之选穴法也。

如以相生相成为主客，可据《难经》第六十九难"虚者补其母，实者泻其子"之法而用之。母，生我之经也，如肝虚则补肾经。子，我生之经也，如肝实则泻心经。当木气亢盛时，既宜泻木为主为本，更宜泻心为客为标。而在木气不足时，既应补木为主为本，更宜滋水为客为标。即木盛既宜伐木，还宜泻心；木虚既宜补木，还宜滋水之选穴法也。

根据子母相及之理，又有撇开本经而子母同补与子母兼泻者，如肝实者泻心火亦泻肾火，补肺者既宜补脾更宜滋肾。又有撇开本经而相生相克同时并用者，如在肝实泻心的同时，也可补金以制木；在肝虚补肾的同时，也可泻金以扶木。又有隔二隔三而治之者。如脾气不足者，可以从肝以生心火，从心再生脾土，是隔二之治也；膀胱病者，可以从心火以生脾土，使金气畅顺而膀胱得治，是隔三也。

这种生克制约的关系和选穴方法，亦寓存于一经或两经五输穴之五行中，如《灵枢·五乱》曰："（气）乱于肺，则俯仰喘喝……取之手太阴荥（鱼际，属火）、足少阴输（太溪，属土）。"也寓有泻火救金、补土生金之意。又如肺气虚则取其本经之土穴太渊以补之，肺气实则取其本经之水穴尺泽以泻之。余类推。

《难经》第七十五难云："东方实，西方虚，泻南方，补北方。"也是以五行生克为依据的补泻方法。东、南、西、北即为木、火、金、水。可以有两种解释：即如欲泻东方之实，必补西方之虚；同样，如欲泻南方之火，必须补北方之水。也可认为，木气之实系由于金气之虚，如欲泻南方之火以助金，则必须补北方之水以制火，如此方能使互相制约的关系趋于平衡，紊乱之气血达于平谧。

总之，五行制约之说，每多愈衍愈细，愈细愈迷。如能执其要领，始为可贵矣。

七、循经分治

手三阳头三阴胸，足之三阴入腹中。
足阳明前太阳后，少阳两侧可相通。

邪之所中，常在其经。手之三阴从胸走手，故胸中及上肢内侧有病皆可取之。手之三阳从手走头，故头面及上肢外侧有病皆可取之。足之三阴从足走腹，故肚腹阴器及下肢内侧有病皆可取之。足之三阳从头走足，足太阳自背下行，足阳明自胸腹下行，足少阳自胁肋下行，可各因其病之所在而取之。《灵枢·邪气脏腑病形》曰："中于面则下阳明，中于项则下太阳，中于颊则下少阳，中于膺背两胁亦中其经。"循经不但可以分治，而更可统筹。《灵枢·终始》曰："从腰以上者，手太阴阳明皆主之；从腰以下者，足太阴阳明皆主之。"《入门》云："大概上部病多取手阳明经，中部足太阴，下部足厥阴，前膺足阳明，后背足太阳。因各经之病而取各经之穴者，最为要诀。"

体表之经脉循行固宜明辨，而周身之六经传变更应详分。若能熟知《伤寒论》各经之见症，则宜针宜药，或针药兼施，莫不信手拈来，头头是道矣。约言之，太阳之脉从巅循脑下项，挟脊抵腰，主一身之表，症见头项腰背强痛、脉浮、恶风寒；阳明之脉，循鼻系目，主身之里，症见身热、目痛、鼻干不得卧、脉洪大、胃家实；少阳之脉循胁上头入耳，症见胸胁痛、耳聋、口苦、咽干、目眩、脉弦；太阴之脉，络胃挟咽，症见腹满时痛、吐利、嗌干、脉缓；少阴之脉，属肾贯肝挟舌本，症见口燥、咽干而渴、脉微细、但欲寐；厥阴之脉，绕阴器注于肺，症见烦满囊缩、气上冲心、心中烦热、饥不能食、食即吐蛔。通乎"伤寒"，则杂病自在其中。

八、气血详分

> 身之所存气与血，病在气血须分别。
> 着而不移血分凭，游走无定气分说。
> 左右互取上下通，所贵在针气之诀。
> 随病施灸勿他求，治血之法斯切贴。

《灵枢·脉度》曰："邪在腑则阳脉不和，阳脉不和则气留之，气留之则阳气盛矣。阳气太盛则阴不利，阴脉不利则血留之，血留之则阴气盛矣。"身之所存，在于气血；病之所凭，亦在气血。阳无形，阳气盛者常变动不居；阴有形，阴气盛者常凝固难化。故汪石山曰："或曰：病有在气分者、在血分者，不知针家亦分气与血否？曰：气分、血分之病，针家亦所当知。病在气分游行不定，病在血分沉着不移。以积块言之，腹中或上或下，或有或无者，是气分也。或在两胁，或在心下，或在脐上下左右，一定不移，以渐而长者，是血分也。以病风言之，或左足移于右足，或右手移于左手，移动不常者，气分也。或常在左足，或偏在右手，着而不走者，血分也。凡病莫不皆然。须知在气分者，上有病下取之，下有病上取之，在左取右，在右取左。在血分者，随其血之所在，应病取之。苟或血病泻气，气病泻血，是谓诛伐无过，咎将谁归。"

由此可知，凡邪在气分者，则以左病取右，右病取左，古法之巨刺与缪刺，以及远道刺等法为主。邪在血分者，则以病为腧及就近取穴等法为主。尤有进者，邪在气分者宜用针，邪在血分者宜用灸，是亦不可不知。

九、远近相呼

远近相呼法最奇，泻邪补正一同施。

病处为腧须近泻，循经远刺补为宜。

即在患处就近取穴与循经取穴同时并用之选穴法也。例如：胸膈痞满，近处可取建里或中脘，远处可取内关或三里；耳聋，近处可取耳门或翳风，远处可取足临泣或液门。必须使两针之气相接；在近处入针得气后停针不动，或将针尖向第二针方向斜置；再于远处循经取穴入针，得气后即催气上行，令气迅速直达病所（第一针处）；将第二针停留不动，随即在第一针处施行泻法以泻去邪气；再于远处催气上行，于近处用泻法。如此三度行之，使病衰痛止为度。最后在远处施行补法，以扶其正气。如近处居于阴分，则远处可取阳经阳穴配之；近处为阳，则远处可取阴经阴穴配之。《肘后歌》云："打扑损伤破伤风，先于痛处下针攻，后向承山立作效，甄权留下意无穷。"此乃远近相呼之例证也。

十、应手得真

> 病自内生穴外应，按压酸疼尤足信。
>
> 得诸手者得其真，勿与阿是相兼并。

一病当前，须取何经何穴，心中早有分寸。但在未曾施术之前，可于拟取之某些孔穴试行按压，患者感酸痛者用之，如拟取诸穴无酸痛者，再选用其他有效之孔穴。例如，咳嗽一症，于膏肓或肺俞按压时患者常感酸痛，或不加按压患者亦可感知有痛点存在。以单侧（病侧）为多见，双侧间亦有之，用之每有良效。此法早见于《内经》，如《灵枢·杂病》曰："心痛当九节刺之，按已刺。按之立已。不已，上下求之，得之立已。"《资生经》对此非常重视，如便血条曰："下血不止，量脐心与脊骨平，于脊骨上灸七壮即止，如再发即再灸七壮，永除根本……然亦须按其骨突处酸痛方灸之，不疼则不灸也。"肠痛条曰："有老妪大肠中常若里急后重，甚苦之……为按其大肠俞痛甚，令归灸之而愈。"癫疾条曰："人来觅灸痫疾，必为之按风池穴，皆应手酸疼，使灸之而愈。"灸半身不遂条曰:"先百会、囟会,次风池、肩髃、曲池、合谷、环跳、风市、三里、绝骨,不必拘旧经病左灸右、病右灸左之说,但按酸疼处灸之。若两边灸亦佳,但当自上而下灸之。"灸喘条曰:"若不因痰而喘者当灸肺俞。凡有喘与哮者,为按肺俞无不酸疼,皆为缪刺肺俞,令灸而愈。亦有只缪刺不灸而愈,此病有浅深也……唯按肺俞不酸疼者,然后点其他穴云。"灸嗽条云:"有男子忽气出不绝声,病数日矣,以手按其膻中穴而应,微以冷针频频刺之而愈,初不之灸,何其神也。"足麻痹不仁条曰:"宜灸环跳、风市、犊鼻、膝关、阳陵泉、阴陵泉、三里、绝骨等穴。但略按酸疼即是受病处,灸之无不效也。"足杂病条曰:"膝以上病宜灸环跳、风市。膝及膝以下病,宜灸犊鼻、膝关、三里、阳陵泉。足踝以上病,宜灸三阴交、绝骨、昆仑。足踝以下病,宜灸照海、申脉。然须按其穴酸痛处灸之方效。"散见于其他各条者尚多,不遑列举。

此法与散刺法似同而实异,在应用散刺法时,乃以病为腧,就病处之应手酸痛者针之,不为穴孔所拘。此乃对拟选对症之诸穴,先行按压探索,不拘远近,择其应手酸痛者用之。不可混同。

十一、上下交征

上下交征非远近,子足同治相呼应。

奇经八穴义可通,异法同源广其用。

此与远近相呼法似相近而义实不同。在远近相呼法中,以近处为主为本,远处为客为标。上下交征者,是各取其在上肢与下肢之应病要穴以手足同治也。如精神错乱取合谷以配太冲，胃肠不调取曲池以配三里，半身不遂则阳陵泉上应于曲池，心悸不眠则神门可通乎厉兑，胸胁胀痛取支沟与阳陵泉，嗌肿喉痹责少商与照海。凡此诸端，均具确效。本法与八脉交会八穴有其相通之处，而其用更广，足以补八穴之未备。（增附上下交征古法举例表，见表 13）

表 13　上下交征古法举例表

上肢	下肢	主治	上肢	下肢	主治
合谷	太冲	精神错乱，头痛鼻塞，吐泻，二便闭	少商	照海	嗌肿喉痹
合谷	足三里	腹痛泻痢	少海	阴市	心疼手颤
合谷	三阴交	冷嗽，月经不调	二间	太溪	牙疼
曲池	足三里	胃肠痛	后溪	环跳	腰连腿痛
曲池	阳陵泉	半身不遂	支正	飞扬	头目眩晕
腕骨	足三里	腰连腿痛	内关	太冲	舌裂出血
三间	足三里	牙痛，头痛，眼耳诸病	内关	照海	胎衣不下，腹中积块
手三里	足三里	食癖气块	通里	大钟	倦言嗜卧
列缺	足三里	咳喘气急	劳宫	涌泉	癫痫
神门	厉兑	心悸不眠	阳谷	侠溪	颔肿口噤
神门	太冲	痴呆	经渠	大都	发热不出汗
支沟	阳陵泉	胸胁胀痛	通里	解溪	头风发作，心烦面赤
支沟	照海	大便不通	鱼际	太溪	气乱于肺，俯仰喘喝

十二、八脉交会

阴维内关公孙冲，二脉会于胃心胸。

阳维外关临泣带，目眦耳后颈肩逢。

阴跷照海任列缺，咽喉肺系胸膈中。
阳跷申脉后溪督，颈项肩耳小腹通。
八脉交会如配偶，添针引气是良工。

八脉交会八穴者，阳跷起于足跟中，循外踝上入风池，通足太阳膀胱经，申脉是也。阴跷脉亦起于足跟中，循内踝上行至咽喉，交贯冲脉，通足少阴肾经，照海是也。阳维脉者维持诸阳之会，通乎手少阳三焦经，外关是也。阴维脉者维持诸阴之交，通乎手厥阴心包经，内关是也。督脉起于下极之输，并于脊里，上行风府，过脑循额，至鼻入龈交，通乎手太阳小肠经，后溪是也。任脉起于中极之下，循腹上至咽喉，通乎手太阴肺经，列缺是也。冲脉起于气冲，并足少阴之经，挟脐上行至胸中而散，通足太阴脾经，公孙是也。带脉起于季肋，回身一周，如束带然，通足少阳胆经，临泣是也。

约言之，公孙通冲脉，内关通阴维脉，二脉合于胃、心、胸。列缺通任脉，照海通阴跷脉，二脉合于肺系、咽喉、胸膈。此奇经四脉属阴，故人身阴部诸疾宜之。后溪通督脉，申脉通阳跷脉，二脉合于目内眦、颈、项、肩膊、耳、小肠、膀胱。临泣通带脉，外关通阳维脉，二脉合于目锐眦、耳后、颊、颈、肩，此奇经四脉属阳，故人身阳部诸疾宜之。《标幽赋》曰："阳跷、阳维并督脉，主肩背腰腿在表之疾；阴跷、阴维、任、冲、带，去心腹胁肋在里之疑。"即系指此而言。至谓八穴有父母、夫妻、男女、主客之义，是盖公孙与内关相应，列缺与照海相合，临泣与外关为伍，后溪与申脉相偶，一上一下则其效益彰耳。

汪石山曰："今之用八穴者，络穴六，经穴二，余络余经置而不用，速求巧捷，遂悖圣经。又有六十六穴，拘于日时开阖，用之犹未周备，而况拘于八穴者乎？盖八穴，病在气分，则有可劫之功；若在血分，徒损元气，病何由安？正是血分病而泻气也。邪在血分，则直求病之所在而取之可也。今人泥而不用，良可笑耶。"汪氏之说，盖指拘于八穴者言也。古人在运用八穴时，随症加减之法甚多，并非一成不变也。如能添针引气，使气至病所，则其效更著。例如，因脘痛呕吐而取公孙及内关时，可于中脘再增添一针以引气；头痛耳鸣而取后溪及申脉时，可于耳门再添一针以引气，引气之针不必太多，仅一二针即可。尤有要者，《聚英》曰："须要停针待气，使上下相接，快然无其所苦，而后出针。"停针待气，莫若运针催气，使针下之气交会，则功效更捷矣。

此八穴除申脉与照海为阴跷与阳跷二脉之所生外，余穴与冲、任、督、带、阳维、阴维并无直接沟通之处。如带脉回身一周，为何独会于临泣？其交会之理不知如何解说？至若八脉交会八穴分配于八卦，以按日按时按卦开穴；而灵龟八法与飞腾八法，其法又各不相同，则更难于解说矣，存疑以待世之能知者可也。但八脉交会八穴其来已久，虽其理未明而其效甚彰，执简驭繁，其用诚不可忽视也。

十三、求异求同

同中求异异求同，吾道玄微在此中。

欲向先贤求妙术，兼收并蓄一针通。

在认症之时，如欲提纲挈领，则应异中求同；如欲条分缕析，则须同中求异。选穴之际，亦应如此。以手太阴肺经各穴而论，大多能止咳平喘，穴虽异而所主则大体相同，乃异中之同也。而中府用于咳喘肺系急、肩背痛、咳唾浊液，孔最用于咳而发热汗不出，列缺用于咳而掌中热，少商用于咳喘、喉痹、咽肿，其咳嗽虽同，而兼症则异，乃同中之异也。又如不卧一症，神庭主惊悸不得卧，期门主大喘不得卧，太渊主咳喘烦怒不得卧，白环俞主腰脊冷疼不得卧，不得卧虽同而病本不同，兼症各异，因之治法却有悬殊矣。

今之习针灸者，但知牢记某穴能治某病，如遇某病即径取某穴针之，病在何脏何经不问也，病之阴阳虚实不问也，病之有无兼症不问也，舍此别无他策，是皆不识求同求异之妙诀也。须知古人所云某穴能主某病，其指诸病之不相联属者固多，而兼指诸病之相兼相属者尤多。试以《铜人》为例，如养老条曰："治肩欲折，臂如拔，手臂不能自上下。目视不明。"是手臂痛为一症，目不明又为一症，此系症候与文意俱不联属，是指数症者言也。阳溪条曰："治狂言喜笑大见鬼、热病烦心。"是狂言大笑乃因热病烦心，神明受扰而来也。阳溪能发汗退热，热退神清，则狂言大笑自止矣。神庭条曰："治癫疾风痫，目上戴不识人。"神庭固有治癫痫之功，但如癫痫发作而目又上戴者，则尤为有用。悬钟条曰："治心腹胀满，胃中热，不嗜食。"是心腹胀满不嗜食乃因胃中有热而来，胃热得泄，则兼症自除矣。此系文意与证候俱有联属，是兼指诸症之相兼相属者言也。

而断章取义之辈，不明句读，不明文义，不明诸症之联属，每曰：神庭主癫痫，又主目上戴；阳溪主狂言喜笑，又主热病烦心；悬钟主心腹胀满，又主胃中热不嗜食。固然，热病烦心可取阳溪以退热，癫痫发作可取神庭以定惊，心腹胀满可取悬钟以消胀，而不必热至狂言大笑始取阳溪、癫痫而目必上戴始取神庭、心腹胀满乃因胃热始取悬钟。但在有兼症出现而数症俱有联属者，则执其要领，攻其一端，既可执简驭繁，又可清源澄本。用一穴而数症兼收，不更为中肯乎？《灵光赋》曰："针灸一穴数病除，学者尤宜加仔细。"即系指此类关系而言。

又如《甲乙经》卷六承光条曰："热病汗不出而苦呕烦心，承光主之。"可见承光所主之苦呕烦心，是因发热而汗不出之故。今人常将"而"字去掉，辄曰"承光主热病汗不出，苦呕烦心"，致两者之联属关系被割裂矣。《甲乙经》卷八：心俞、膈俞、肝俞、肾俞所主诸病，均互相联系不可分割。又卷十膝关条曰："膝内廉痛，引髌不可屈伸，连腹引咽喉痛，膝关主之。"而《铜人》及其余诸书，则以膝关既主膝内廉痛，又主咽喉痛，失之远矣。学者苟能于各穴所主诸病之间，取其互有联属者而用之，则求同求异之义思过半矣。（增附同中求异证治举例表，见表14—表16）

表14　同中求异证治举例之一
——咳嗽同中求异证治（摘自《资生经》）

咳嗽兼症	取用孔穴	咳嗽兼症	取用孔穴
咳嗽，呕吐，多唾	三里	咳喘，胁下有积聚	期门
咳嗽，吐脓，不下食，胸中如塞	膻中	咳喘，喉内有水鸡声，喉鸣	璇玑、扶突

（续表）

咳嗽兼症	取用孔穴	咳嗽兼症	取用孔穴
咳嗽，咽干，舌下急，喉内有水声	天突	咳嗽，鼻出血	前谷
咳喘不能行	上廉	咳喘，呕沫	天容
咳逆，掌热，心痛欲呕	经渠	咳喘，唾血	肩中俞
咳喘，下能举臂	步廊	咳喘，发热	三间、涌泉
咳喘，腹痛暴满	昆仑	咳嗽，痞满不嗜食	太溪
咳喘上气，咽喉肿	水突	久嗽，痨瘵	膏肓
上气胸痛	廉泉	咳逆发寒热	大陵
上气涎出多唾，吐血，身寒热	石门	咳辄胸痛，肺系急	中府
咳喘，呕吐，胸满下得食	俞府、或中	咳而干呕，烦满	侠白
大气逆上，气满胸中，肩息，坐卧不得安	天容	咳嗽，面赤，发热	支沟
上气呕吐	建里	咳引两胁急痛，不得息，转侧难	肝俞
咳喘，腹中积气上下行	解溪	咳逆，胁痛	窍阴
咳喘，吐浊	尺泽		

表 15　同中求异证治举例之二
——腰痛同中求异证治
（摘自《素问·刺腰痛》《甲乙经》及《资生经》）

腰痛兼症	取用经穴
腰脚重痛，腰痛侠脊至头	委中（出血）
腰痛，引肩项脊尻背，目眈眈然，时遗溲	足太阳（委中）
腰脚如冷水	阳辅、阴市

（续表）

腰痛兼症	取用经穴
腰痛，腰以下至足不仁，不可转侧	次髎
腰痛不可咳，咳则筋缩急	阳辅
腰痛连背，脚端痛不能立	承山
腰尻痛，不能履地，难俯仰	昆仑
腰痛不能举体，足胫寒冷，脚痿	仆参、申脉
腰痛不能俯仰，足痹痛，难屈伸	地机
腰痛而热，热则生烦，腰下如有横木居其中，甚则遗溲	地机
腰痛上热	足厥阴（太冲）、足太阴（地机）
腰痛似折，不可俯仰，不可举	束骨、京骨、昆仑、申脉、仆参
腰痛引少腹，控䏚（季肋下空软处）不可以仰	八髎
腰痛如针刺皮中，不可俯仰回顾	阳陵泉
腰痛如张弓弦	足厥阴（蠡沟）
腰痛控睾、小腹及股，俯仰不得	膀胱俞、气街
腰尻痛引小腹，小便失禁	居髎、阴包
腰痛，大便难	足少阴（涌泉）
腰痛，大便难，飧泄，腰尻中寒	中髎
腰痛，中热而喘	涌泉、委中
腰痛连肩，不可咳、咳则筋缩急	肝俞
腰脊痛引腹	合阳
腰脊尻臀股阴寒痛	承扶
腰骶寒痛，阴痛，不得小便	秩边
腰脊强痛，食不消，腹坚急	胞肓、志室

（续表）

腰痛兼症	取用经穴
腰脊急强，逆气上攻，时噎	神堂
腰脊内引痛，胻寒不温	足少阴（复溜）
腰痛上寒，实则脊强急	足太阳、足阳明、长强
腰痛，少腹满、痛	足厥阴（太冲）、阴包
腰痛不可顾	三里、阴市、阳辅、蠡沟
腰痛不可俯仰，腹胀引背不得息	京门
腰痛引膺，目晄晄然，甚则腰反折，舌卷不能言	交信
腰痛不能举足	申脉
腰脊卒痛，不得小便，少腹满坚	胞肓、太冲
腰痛不可俯仰	足少阳
腰髋扑伤痛	肩井
腰腹相引痛	命门
腰痛不能久立及俯仰	阴陵泉、京门、行间
腰膝拘挛	阴交
腰髋痛，脊强不可转	腰俞
腰背强痛	肺俞
腰痛不能转侧	章门

表 16　同中求异证治举例之三
——头痛同中求异证治
（摘自《灵枢·厥病》及《资生经》）

头痛兼症	取用经穴
头风，热痛，头肿，面赤肿	前顶、五处、合谷
头痛眩晕，善呕，烦满	神庭、水沟
头风耳后痛	完骨
头痛鼻塞，寒热汗不出，烦心	至阴
头痛肩背急	昆仑
头痛，发热，汗不出	鱼际
头痛颜青	囟会
头风，面肿，项强	天牖
头痛振寒	大杼
头痛，呕吐，心烦	侠溪、承光
厥头痛，面若肿起而心烦	足阳明、太阴
厥头痛，项先痛，腰脊为应	先取天柱，后取足太阳
厥头痛，头痛甚，耳前后脉涌有热	先泻出其血，后取足少阳
头痛如破，目痛如脱	头维、大陵
头痛如破，身热如火	中冲、命门
头痛，面肿，四肢肿	丰隆
头痛，恶寒，目黄胁痛	青灵
头痛，项强，目眩	风府
头痛，发热，鼻衄	温溜
头风引颔痛	上星
头风肿痒	眉冲
头痛，惊悸，恍惚，健忘	神庭
头痛，胸满不得息	阳溪
偏头痛，风眩	前顶、后顶、颔厌、悬厘、悬颅
厥头痛，意善忘，按之不得	先取头面左右动脉，后取足太阴

附注：所谓"厥头痛"及"厥心痛"等说，并非头痛而四肢厥逆之谓。"厥"是极的意思，"厥头痛"即头痛至极。清姚止庵曰："厥有三义：一谓逆也，即下气逆而上也；一谓极至也，即病之极也；一谓手足厥逆，昏不知人也。乃世之云厥者，止以手足逆冷不知人事为言，偏矣。"

十四、脏腑互通

心胆相通肝大肠，脾通小肠肺膀胱。

肾与三焦相连属，五脏六腑互推详。

经络既各有表里联属，脏腑亦可跨越互通。即心与胆通，心病怔忡宜温胆，胆病战栗癫狂宜补心；肝与大肠通，肝病宜疏通大肠，大肠病宜平肝；脾与小肠通，脾病宜泻小肠，小肠病宜润脾；肺与膀胱通，肺病宜清利膀胱，膀胱病宜清肺；肾与三焦通，肾病宜调和三焦，三焦病宜补肾。

十五、任督同源

任督居中前后直，各穴之功亦仿佛。

彼此互责效自增，连枝同气君须识。

任脉起于中极之下，督脉起于下极之输，均首出于任脉之会阴穴。循腹阴上行者为任，循背阳上行者为督。阴阳彼此同源，经脉亦前后相应也。因有经脉之同气连枝，乃能有孔穴之功用仿佛。如任、督在腰脐以下诸穴，均主下焦少腹及腰腿诸疾；脐上、胸下，均主中焦脾胃诸疾；从胸至咽喉诸穴，均主上焦心肺诸疾。倘任、督同取，前后兼收，则效自捷而功可

倍矣。（增附任督同源选穴举例表，见表17）

表17　任督同源选穴举例表

任脉	督脉	功用
承浆	风府	头痛，牙痛，口噤
天突	身柱	喘咳上气
膻中	至阳	胸痛咳喘
中庭	筋缩	呕吐，胃痛
巨阙	中枢	反胃，脘痛，腹胀痛
水分	悬枢	腹鸣水泻
气海	命门	诸虚百损，少腹诸疾
关元	腰阳关	失精尿血，疝痛腰疼
曲骨	腰俞	失精阳痿，少腹厥冷
中脘	脊中	呕吐，反胃

十六、直斜贯串

直者可贯斜可串，两穴两经一针唤。

用针虽少效用多，娴熟始能操胜算。

人身之经脉纵横交叉，孔穴更是密布周身，或前后相对，或彼此并排。相对者直针可贯通也，并排者斜针可连串也。常于一针两穴或一针两经时用之。即今之所谓透针与过梁针者是也。如手厥阴经之内关与手少阳经之外关，可一针直透也，不但双穴可以前后互通，而且两经亦可彼此连贯矣。手少阴经之神门与手太阳经之阳谷，可以一针斜串也，不但双穴可以内外兼收，且阴阳亦可互相调燮矣。用针虽少而其用实多，如手心娴熟，经穴了然，自可得心应手，应付裕如矣。

不论直贯或斜串，于针尖抵达次一孔穴时，均不宜将针透出皮外，既可免疼，又可免增病人畏惧。且切忌摇动身体，以免折针或将针扭曲而出针不得。

将全身可以直贯斜串诸穴，约述于下，以备检用。其中如足太阳在背之左、右二行，自大杼而下以至肾俞，纵横皆可连贯，如附分可以下透魄户，魄户亦可横透肺俞。足阳明与足少阴以至任脉腹部诸穴，亦可上下左右交互连贯，如中脘、阴都、梁门，可以一针横收；上脘、中脘、建里，亦可一针纵贯，凡此诸穴俱不列入，以免繁芜。督脉在脊中诸穴虽上下相距不远，但必须挺针直刺始易见功，斜针旁刺每致少效，故亦不列入。意在举一而反三，实非穷搜而罗列也，用者审之。（增附直斜贯串选穴举例表，见表 18—表 19）

表 18　直斜贯串选穴举例表之一

——直贯法

经名	穴名	进针法	功用
手少阳	中渚	从中渚直贯少府，或从少府直贯中渚	心烦火炽，心悸，咽肿耳聋，头痛，下腹痛
手少阴	少府		
手少阳	阳池	从阳池贯向大陵，宜在掌后第一横纹稍前进针，否则不易直透	心烦口干，目赤咽肿，能解热发汗
手厥阴	大陵		
手少阳	外关	从内关直透外关为便	烦热，头痛,胸胁满痛，腹痛，腹胀等
手厥阴	内关		
手厥阴	间使	从内向外进针为便	疟疾，暴喑及诸种心痛
手少阳	支沟		
手厥阴	郄门	郄门在掌后五寸，三阳络在掌后四寸，故必须斜行进针，方可兼顾	耳聋，暴喑，神气不足及手臂不举等
手少阳	三阳络		

经名	穴名	进针法	功用
手阳明	曲池	屈肘，自肘横纹上端直透肘横纹下端	喉痹，耳鸣、聋，肘臂强痛
手少阴	少海		
手阳明	温溜	将前臂侧立，从温溜进针，沿骨直透支正	头痛，耳聋，腹痛，腹泻
手太阳	支正		
手阳明	手五里	将上臂肌肉沿骨捏紧拉向外，沿骨进针，以免中脉出血	目黄身黄，胁肋痛及手臂不举
手少阴	青灵		
手少阳	液门	用长针自液门沿手背直透阳池，针尖如近手掌面每易受阻而不能前进	疟疾发作前食顷进针，至过发作时去针
手少阳	阳池		
足太阴	三阴交	按摩胫骨前后缘，从悬钟指向三阴交	落枕，头痛，喉痹，心腹胀满，肋胁痛
足少阳	悬钟		
足少阳	阳陵	从阳陵泉进针透向阴陵泉。取阳泉陵时宜稍下少许，否则不易深透	呕吐，口苦，腹满坚胀，膝股腰胯疼痛
足太阴	阴陵		
足太阳	昆仑	左右互透均便	咽肿，咳喘，疝痛，腰痛，脚膝经年疼痛
足少阴	太溪		
足阳明	条口	用大指按准条口，中指按准承山，从丰隆进针，指向中指前进	头项肩背疼痛，及下肢疼痛转筋
足太阳	承山		
足阳明	上巨虚	同上法	膝痛转筋，便秘，痔疾
足太阳	承筋		
足阳明	足三里	同上法	肚腹及上腹诸疾
足太阳	合阳		
足厥阴	太冲	自太冲斜指涌泉	头痛，喉痹，鼻血，上气呃逆，惊狂抽搐，胃脘痛，小便不通
足少阴	涌泉		

（续表）

经名	穴名	进针法	功用
足少阳	膝阳关	屈膝端身，将足平放，左右互透均可	腹痛，呕吐，下腹诸疾，膝部肿痛
足厥阴	曲泉		
足太阴	漏谷	大指按准外丘，中指按准漏谷，从外向内略斜指向漏谷	胸胁胀痛，腹胀，肠鸣，大肠不收，下肢冷痛
足少阳	外丘		
足阳明	犊鼻	屈膝，左右互透均可	膝髌及下肢疼痛
奇穴	膝眼		
足少阳	风市	自风市进针，略向下斜，指向阴包	膝股瘫痪麻冷
足厥阴	阴包		
足太阴	血海	伸腿左右互透均可	脾胃不调及膝髌痛
足阳明	梁丘		

表 19　直斜贯串选穴举例表之二

——斜串法

经名	穴名	进针法	功用
足太阳	眉冲	绷紧头皮自眉冲透向曲差	前头痛，眩晕，鼻塞
足太阳	曲差		
足太阳	曲差	绷紧头皮，上下互透均可	头痛，目不明或上戴
足太阳	五处		
督脉	上星	同上法	前头痛，鼻塞，癫疾
督脉	神庭		
足少阳	本神	自神庭透向头维	偏头痛，癫痫，昏迷
足阳明	头维		
足少阳	临泣	自临泣斜透本神	偏头痛，目疾
足少阳	本神		
手少阳	丝竹空	自丝竹空透向太阳	偏头痛，目疾
奇穴	太阳		

经名	穴名	进针法	功用
足太阳	攒竹	自攒竹横透鱼腰	前头痛，目疾，眼睑动
奇穴	鱼腰		
足太阳	攒竹	将头皮向上推起，自攒竹斜透睛明	前额痛，目疾，鼻塞
足太阳	睛明		
足少阳	阳白	自阳白下透鱼腰	前额痛，目疾
奇穴	鱼腰		
足阳明	地仓	自地仓斜透大迎	口眼㖞斜
足阳明	大迎		
足阳明	颊车	于颊车针入一分，沿皮斜透地仓	中风，口眼㖞斜，口流涎
足阳明	地仓		
足太阳	攒竹	自攒竹斜透印堂	前头痛，小儿急慢惊风
奇穴	印堂		
手少阳	丝竹空	自丝竹空沿皮透向率谷	偏正头痛
足少阳	率谷		
足少阳	风池	自风池横透风府	偏正头痛及下肢疼痛
督脉	风府		
手阳明	合谷	大指向掌侧内收，自合谷透向劳宫	头痛，发热，心烦
手厥阴	劳宫		
手太阳	后溪	握拳于掌横纹端进针，直透少府	心烦火炽，目赤痛，小便淋沥
手少阴	少府		
手少阴	神门	撮起筋肉，自神门斜向阳谷	心烦，心悸，目眩，耳鸣，癫狂等
手太阳	阳谷		
足少阴	复溜	先于复溜针入三分，再沿皮斜向骨针一寸，杨继洲法	脉伏，烦热，汗不出，盗汗，下痢，二便闭，月经不调
足少阴	交信		

十七、表里相关

> 十二经脉分表里，表里阴阳相伏倚。
> 彼此虚实互倾移，挹注之中存至理。

即阴经病可在阳经取穴，阳经病可在阴经取穴。如手太阴与阳明为表里，咳喘上气，既可取肺之经渠或尺泽，亦可取大肠之合谷或阳溪；足太阴与阳明为表里，吞酸脘痛，既可取胃之三里或梁丘，亦可取脾之公孙或太白；手少阴与太阳为表里，舌强烦满，既可取心之通里，亦可取小肠之少泽；足少阴与太阳为表里，小便癃闭，既可取肾之涌泉，亦可取膀胱之至阴；手厥阴与少阳为表里，嗌肿舌卷，既可取心之大陵，亦可取三焦之关冲；足厥阴与少阳为表里，头痛目眩，既可取胆之临泣，亦可取肝之行间。表里之经脉互通，亦阴阳挹注之理耳。

十八、阴阳相引

> 以左治右右治左，高下头足相互取。
> 背腹前后义可通，阴阳相引法自古。

《素问·阴阳应象大论》曰："故善用针者，从阴引阳，从阳引阴，以右治左，以左治右。以我知彼，以表知里。"又曰："阳病治阴，阴病治阳。"《素问·离合真邪论》曰："气之盛衰，左右倾移，以上调下，以左调右。有余不足，补泻于荥输。"《灵枢·终始》曰："病在上者下取之，病在下者高取之，病在头者取之足，病在足者取之腘。"刺法中之巨刺与缪刺，实为左右互取之专论。头足同治，左右互取，义早见于经典，用更见重于后人。而腰背之阳，与胸腹之阴，可以彼此相引，在历代针灸典籍中，如取巨阙以治背痛，用阴交以治腰痛，更多记载。在日常施术时，凡在与病处高下相当、前后左右相对称处进针或着灸，不为经穴所拘，无不取效。本法不仅为选穴之捷径，亦为针道之奥秘也。

十九、出奇守正

> 出奇制胜赖偏师，奇穴由来妙入时。
> 奇正并行规矩在，偏方之用在于斯。

人身之有十四经穴，犹之汤液之有经方也。他处之经外奇穴，犹经方外之偏方或秘方也。用药而不知经方，则无以循规矩；不知秘方或偏方，亦无以收捷效。用针而不知十四经穴，则无以知经脉之流注；不知经外奇穴，亦无以识经络之旁通。用针如用兵，有正亦有奇。出奇以制胜是偏师之助也。如能以正经为主，奇穴为辅，不为古说所拘，则功有足多者矣。

二十、一脉相承

> 人身经脉本如环，连贯无端首尾衔。
> 一脉相承多妙用，通经接气此中看。

人身之经脉首出中焦，起自手太阴，终于足厥阴，周而复始。合而言之，本系一脉贯通，莫知其极。分而言之，则各有所司，各有所属。一脉相承之选穴法，既可于同一经脉中用之，亦可于经脉衔接处用之。如上肢及头面诸病，可在手阳明经中，同时取用合谷、曲池、肩髃诸穴，下肢及胁肋诸病，可在足少阳经中，同时取用环跳、阳陵泉及悬钟诸穴。可使经脉之气易于疏畅贯通。又如手太阴与阳明为表里，二经相接于商阳。足少阴与太阳为表里，二经交接于至阴。欲使其表里相通、阴阳相济、经脉之气相接，则刺手阳明之始，即所以刺手太阴之终；取足太阳之终，即所以取足少阴之始。故一脉相承者，实具有通经接气之妙用焉。

二十一、首尾兼顾

蜿蜒经脉实如龙，首尾相连息息通。

执其两端攻内外，疏壅决滞可推崇。

此法以疏通本经经脉之气血为主，即在一经之中，于经脉之起处进一针，于止处复进一针，以上下相应或内外交攻，执其两端，攻其首尾。例如，头痛、耳鸣系由心烦火炽而来，即以手厥阴心包经为主，在内可取其首穴天池，在外可取其尾穴中冲。鼻塞不通，牙疼面肿，即以手阳明大肠经为主，近可取迎香，远可取商阳。臑臂内前廉痛、掌中热，即以手太阴肺经为主，在内可取其首穴中府，在外可取其尾穴少商。余可类推。

二十二、单枪直入

用针由来如用矢，引矢中的斯为贵。

单枪直入不须多，切忌星罗与棋布。

头项有疾针至阴，后溪列缺亦可凭。

颜面曲池与合谷，肩背手之三里平。

心胸大陵与少海，脐腹三里曲泉停。

脊间心后针中渚，胁下肋边有阳陵。

腰脚委中与交信，股膝肿痛泻太冲。

腿脚风府不可忽，全身效穴要分明。

　　用针如用矢，中的斯为贵。矢不中的，虽多无益；一矢中的，则三军辟易矣。《入门》曰："百病以一针为率，多则四针，满身针者可恶。"至哉斯言，足为后世之师。第识见必须精当，方能目无全牛。对于前人之有效孔穴尤须熟记。《四总穴歌》云："肚腹三里留，腰背委中求，头项寻列缺，面口合谷收。"《千金十一穴歌》云："三里内庭穴，肚腹中妙诀；曲池与合谷，头面病可彻；腰背痛相连，委中昆仑穴；胸项如有痛，后溪并列缺；环跳与阳陵，膝前兼腋胁；可补即久留，当泻即疏泄；三百六十名，十一千金穴。"《肘后歌》云："头面之疾针至阴，腿脚有疾风府寻；心胸有病少府泻，脐腹有病曲泉针；肩背诸疾中渚下，腰膝强痛交信凭；胁肋腿疼后溪妙，股膝肿起泻太冲。"《通玄指要赋》云："心胸病求掌后之大陵，肩背疼责肘前之三里……脊间心后者针中渚而立痊，胁下肋边者刺阳陵而即止，头项痛拟后溪以安然，腰脚疼在委中而已矣。"凡此均为经验名穴，选用得当，常能一针见效。如一针已效即不必再针他穴，一针不效可酌添一二针以助之。选穴如星罗，布针如猬集，徒见其愚昧而已。

二十三、左右开弓

十二经穴皆成双，唯有任督是单行。

左右开弓双取穴，平衡偏胜济阴阳。

人身之十四经穴，除任督二脉外，余皆左右并列，孔穴亦左右对称。取穴时或一侧单取，或双侧同取，各随其宜而用之。左右开弓之义，即在一经之中双侧同取，左右兼收也。例如，左右三里，左右曲池，两侧合谷，两侧阳陵之类。左右者阴阳之道路也，左右兼收则阴阳相济而效自增矣。

二十四、梅花双萼

梅花双萼真奇特，一针为主一针客。

一针为阳一针阴，标本远近补泻识。

此乃梅花派之选穴法也。一般均以两针为准，故称双萼。而在这两针两穴之中，又必须包含五项法则：即一穴为主，一穴为客；一穴治本，一穴治标；一穴取阴，一穴取阳；一穴为远，一穴为近；一穴为补，一穴为泻。用针虽简而取义则备。再融合上述选穴诸法于其中，则更不同凡响矣。

二十五、轮番交替

久痛难收旦夕功，专攻一穴害无穷。

痼疾术瘥良肉损，轮番交替可推崇。

大抵暴病新病，常可数次收功，而陈疾久患，必须累月甚或经年始能奏效。如固执一穴，旦旦而伐之，则病未离体而良肉必致伤残矣。故必须因病制宜，取其相应诸穴轮番施治。如膝关节疼痛，可取阴阳二陵、三里、曲泉、阴谷等穴轮替用之，或取其左右双穴间日用之，如单日取左足三里、双日取右足三里等是。又如脘痛呕酸，经年不愈，亦可就背腹手足诸穴交替使用，而不为一法所拘。如徒知株守，未有不贲事者。

二十六、叠见重收

> 症能兼见穴重收，一法多功岂易谋。
>
> 难从轻重分先后，故尔分途彼此求。

病因不一，症状尤为不一。一人一病者固多，而一人多病者尤多。于诸症之有联属者，可一针而数症兼收也；于诸病之不相联属者，可数针而齐头并进也。叠见重收者，是谓病能兼见，穴必重收，为齐头并进者言也。如腰腿酸楚，而又有脘痛腹胀者，则足三里、阳陵泉、中脘与天枢诸穴可同时并举也。心烦不寐而又有腰腿酸楚者，则手少阴与足太阳二经可彼此兼收也。每于病情之重见叠出、彼此之轻重难分时用之，不可纳入常规而以多针为贵也。

第九节　先　后

病有标本须讲究，身有阴阳与前后。

阴阳标本不相同，依次进针功可奏。

《素问·标本病传论》曰："病有标本，刺有逆从……凡刺之方，必别阴阳，前后相应，逆从得施，标本相移。故曰：有其在标而求之于标，有其在本而求之于本，有其在本而求之于标，有其在标而求之于本。故治有取标而得者，有取本而得者，有逆取而得者，有从取而得者。故知逆与从，正行无问；知标知本，万举万当；不知标本，是谓妄行……治反为逆，治得为从。"清姚止庵注曰："先病为本，后病为标，标本固所当明，而逆从尤不可不辨。逆者宜先，从者可后，倘先其所可后，而后其所宜先，则失之远矣。"

是因症有标本，治法即有逆从，而进针之先后层次自应有所分别也。在数穴同取之际，孰先孰后之间必须有所讲究。世传《长桑君天星秘诀》即为进针先后之专篇，但其法系先选一穴，待补泻完毕之后，如用而不效，始再选第二穴以助之，并非为数穴同取者立法也。

此之所谓先后者，专为数针同用时而言。概言之，例为先本后标，先阴后阳，先起后止，先近后远，先母后子，先上后下，先手后足，先正后奇，先针后灸，先针无痛之穴、后针剧痛之穴。依序进针，自免造次。

先本后标者，亦即先主后客也。即先取主病之君穴为主为本，后取辅君之臣穴为客为标。或先取先病之穴，后取继病之穴，如"原络主客法"是也。

先阴后阳者，亦即先里后表，先内后外，先胸后背是也。是以先取阴部之里、内、胸诸穴，后取阳部之表、外、背诸穴，作为进针之序次。在"标本双郄""俞募相连""表里相关"及"任督同源"诸法中均宜用之。

先起后止者，先取经脉之所始，后取经脉之所终，顺经脉之循行以疏壅决滞也。于"一脉相承"及"循经分治"诸法中均可用之。

先近后远者，先取邻近病所之穴，后取远离病所之穴，于"远近相呼"法中已详言之矣。

先母后子者，即先取生我之穴，后取我生之穴，多在补母泻子（如"母子生克"）法中用之。

先上后下者，取上则气上，故宜再取其下，以免气逆而不降也。尤以着艾时更宜如此。《千金》云："凡灸当先上后下。"王节斋曰："灸火须自上而下，不可先灸下后灸上。"于"八脉交会""上下交征"及"一脉相承"诸法中多用之。

先手后足者，即照例多为先取手、后取足，与先上后下同义。但有时亦须先足后手，先下后上。如口苦可以先针阳陵泉，不已再针中趾尖，再不已取中指尖，则口苦每可应手而解。

先正后奇者，即先以十四经之正穴为主为本，再以经外奇穴为客为标，用奇而不离正，于"出奇守正"法中用之。

先针后灸者，灸必伤肤，进针更痛。先针则孔穴大开，更易引火气深入矣。

先针无痛之穴，后针剧痛之穴者，如先针痛穴则再次进针每增畏惧，而不为病者所乐受，甚至拒绝再针。应从不痛之穴开始，而以痛穴为殿。故取劳宫、涌泉及十井穴时，应于他穴进针完毕后再行之。

以上所述，乃但言其常，未通其变也。《灵枢·周痹》曰："痛从上下者，先刺其下以遏之，后刺其上以脱之。痛从下上者，先刺其上以遏之，后刺其下以脱之。"其他阴阳表里、内外背腹诸部亦莫不然也。通常达变，斯为得矣。

将古法进针先后之成方列举如下，以备采用。在补泻节中，一经之中补泻同施，以及五邪为病取穴法，宜先宜后之间更宜详审，宜合而观之。（增附古法进针先后成方举例表，见表20）

表20　古法进针先后成方举例表

证候	先取	后取	出处
尸厥	隐白	顺刺涌泉、厉兑、少商、中冲，最后刺神门，不苏以竹筒吹其两耳	《素问·缪刺论》
耳聋	关冲	足窍阴	《灵枢·厥病》
耳鸣	中冲（左取右，右取左）	足中趾尖	《灵枢·厥病》
霍乱吐泻	太溪	中脘	《千金》
反胃，食不化	下脘	足三里（泻）	《千金》
痿厥，身体不仁，手足偏小	京骨（泻）	中封、绝骨（皆泻）	《甲乙经》

证候	先取	后取	出处
腰痛入脊，腰背寒，手足不仁	缺盆	尾骶与八髎	《甲乙经》
少腹热，尿黄，咽干	左照海（泻）	太溪	《甲乙经》
腰痛不可俯仰	缺盆	尾骶	《甲乙经》
宿食不消	璇玑	三里	《天星秘诀》
转筋，眼花	承山	太溪	《天星秘诀》
脚气，下肢酸痛	肩井	三里、阳陵泉	《天星秘诀》
疝气连脐痛	阴陵泉	涌泉	《天星秘诀》
耳鸣，腰痛	地五会	耳门、三里	《天星秘诀》
疝，小腹痛	长强	大敦	《天星秘诀》
下肢麻木，步行不良	绝骨	条口、冲阳	《天星秘诀》
牙疼，头疼，喉痹	二间	三里	《天星秘诀》
胸膈痞满，不思食	阴交	承山	《天星秘诀》
肚腹浮肿，膨大	水分	建里	《天星秘诀》
热病汗不出	期门	通里	《天星秘诀》
寒疟，面肿，肠鸣	合谷	内庭	《天星秘诀》
冷风湿痹	环跳	阳陵泉	《天星秘诀》
指挛急痛	少商	后取相应诸穴	《天星秘诀》
眼病	睛明	合谷、光明	《席弘赋》
水肿，腹胀满	水分、水道（灸）	三里、阴交（针）	《席弘赋》
小腹连脐痛	阴交	涌泉	《席弘赋》
小儿脱肛	百会（灸）	鸠尾（灸）	《席弘赋》
头项强痛，牙疼	承浆	风府	《玉龙歌》
偏正头痛，风寒咳嗽，痰喘，胸胁两乳刺痛	太渊（泻）	列缺	《玉龙歌》

第十节　取　穴

用针取穴必中的，取穴十法君宜悉。

意审尺度与同身，识邻正位定底穴。

循经寻志不同途，避害还须用揣切。

毫厘千里勿等闲，此是针家真秘诀。

　　欲放矢，必中的，穴者，针之的也。选穴既定，必须确知穴之所在，取穴能准，效果自增。《灵枢·邪气脏腑病形》曰："中气穴则针游于巷，中肉节则皮肤痛。"针游于巷者，针已中的，进退自如也。如不中的，徒伤皮肤筋肉，反增痛苦而已。取穴欠审者，每有毫厘之差，而有千里之失。特寻求古义，参以心得，列为取穴十法，作为初学者之一助。

一、意审

　　《资生经》论点穴曰："人有老少，体有长短，肤有肥瘦，皆须精思商量，准而折之。又以肌肉纹理节解缝会宛陷之中，及以手按之，病者快然，如此仔细安详用心者，乃能得之耳。"又引许希曰："或身短而手长，或手短而身长，或胸腹短，或胸腹长，或瘠或肥，又不可以一概论也。"汪琥亦曰："头必因于头，腹必因于腹，背必因于背，手足必因于手足，总其长短大小而折衷之，则庶乎其合法矣。"《标幽赋》曰："先审自意，次观肉分。"此言最为中肯。即必须先有成竹在胸，用悉应取孔穴之所在，并察看病人之肥瘦长短，再行精细衡量。

古人虽言分寸，亦大概言之，不可拘泥也。

二、尺度

取穴尺度分寸，《灵枢·骨度》记载颇详，以身长七尺五寸为则，各部折合量之。必须因身之长短，而定穴之远近。所谓几寸几分者，乃折合所得之几寸几分，非尺度之几寸几分也。（增附古今骨度分寸对照表，见表 21）

表 21　古今骨度分寸对照表

部位		起止	《灵枢》尺寸	现行尺寸	量法	说明
头颈项	头骨围	由耳上角绕头一周	二十六寸			
	颅至项（即前发际至后发际）	由前发际边缘量至后发际边缘	十二寸	十二寸	直寸	前发际至百会五寸，后发际至百会七寸。如前发际不明，可从眉心上行至后发际加三寸。如后发际不明，可从大椎上行至前发际加三寸。如前后发际皆不明，可从大椎至眉心作一尺八寸计算。
	发至颐		十寸			
	两完骨之间	耳后两乳突距离	九寸	九寸	横寸	两头维相距同，适用于头部横寸。
	两耳门之间	耳前两耳门穴距离	十三寸		横寸	
	两颧之间	面部两颧骨距离	七寸		横寸	

（续表）

部位		起止	《灵枢》尺寸	现行尺寸	量法	说明
头颈项	项发至背骨（即后发际至大椎）	自后发际边缘至第七颈椎中央	二寸半	三寸	直寸	
	结喉至缺盆	约当结喉至天突	四寸		直寸	
	额角以下至柱骨		十寸			
胸	胸围	平乳绕身一周	四十五寸		横寸	
	两乳头之间		九寸半	八寸	横寸	胸腹部均可用之。妇女以两缺盆穴相距为准
	缺盆至髑骭	自天突至中庭	九寸	八寸四分	直寸	胸及胁肋部每一肋间作一寸六分
腹	腰围	平脐绕腰一周	四十二寸		横寸	
	髑骭至天枢（中庭至脐心）		八寸	八寸半	直寸	
	天枢至横骨（脐心至曲骨）	自脐心至耻骨上缘	六寸半	五寸	直寸	

（续表）

	部位	起止	《灵枢》尺寸	现行尺寸	量法	说明
胁肋	腋窝		四寸			
	腋至季肋	自腋横纹至章门	十二寸	十二寸	直寸	
	季肋至髀枢	章门至环跳	六寸	九寸	直寸	
背	脊骨至尾骶（脊柱）	自大椎至腰俞	三十寸			以二十一节计算
	两胛骨内缘至脊柱			六寸	横寸	以脊边至胛骨内缘为三寸。一作以两胛骨内缘为准
上肢	肩至肘	肩髃至曲池	十七寸	十寸	直寸	作为肱前面直寸之标准
	腋横纹至肘横纹	自腋横纹前端至尺泽		九寸	直寸	作为肱后面直寸之标准
	肘横纹至腕横纹	尺泽至大陵	十二寸半	十二寸半	直寸	
	腕至中指本节		四寸		直寸	
	本节至指尖		四寸半		直寸	

（续表）

部位		起止	《灵枢》尺寸	现行尺寸	量法	说明
下肢	横骨上廉至内辅骨上廉	自耻骨上缘至胫骨头上缘	十八寸	十八寸	直寸	作为足三阴股部之标准
	髀枢至膝中	自环跳至委中	十九寸	十九寸	直寸	作为足三阳股部之标准
	两髀之间		六寸半		横寸	
	内辅骨上廉至下廉	自胫骨头上缘至下缘	三寸半		直寸	
	内辅骨下廉至内踝		十三寸	十三寸	直寸	作为足三阴小腿之标准
	膝腘至跗属	自委中至跟骨上缘	十六寸		直寸	
	跗属至地	自跗骨最高点至地	三寸		直寸	
	内踝至地	自内踝下缘至地	三寸	三寸	直寸	
下肢	膝以下至外踝	自外膝眼至外踝上缘	十六寸	十六寸	直寸	作为足三阳小腿之标准
	外踝至京骨		三寸		直寸	
	京骨至地		一寸		直寸	

（续表）

部位		起止	《灵枢》尺寸	现行尺寸	量法	说明
下肢	足长	自跟骨后缘至中趾尖	十二寸		直寸	
	足宽			四寸半	横寸	

附录　取穴骨度分寸歌

　　前后发际一尺二，两完骨间九寸平。后发大椎作三寸，天突八四到中庭。中庭至脐八寸半，由脐到耻五寸寻。两乳之间横八寸，女子缺盆可为凭。腋至季肋十二寸，季至髀枢九寸匀。脊柱各以椎间取，二十一椎次第临。背部横依同身寸，胛缘脊边三寸云。腋肘横纹作九寸，腕肘尺二五分零。横辅上廉一尺八，内辅内踝尺三循。内踝到地是三寸，此法用于足三阴。髀枢至腘十九寸，外膝外踝尺六停。跗属至地又三寸，此乃量足三阳经。

三、同身

　　是以病人自身某部之长度为标准，进行折合，以定各穴之距离。有以下诸法：如《铜人》以"取中指内纹为一寸"。即以病人自身中指第二节上下横纹的宽度为一寸，这是最常用的同身寸法。张仲景《金匮玉函经》曰："诸度孔穴，取病人手大拇指第一节横度为一寸。四指为一部，亦言一夫。"前者是以拇指甲根平齐之横径为一寸，后者是以食、中、无名及小指相并的宽度为三寸，又叫一夫法。《千金》曰："夫有两种，有三指为一夫者，若灸脚弱则以四指为一夫也。"今则概以四指相并为一夫，如在内踝上一夫取三阴交，腕横纹上一夫取间使等是。又常以食、中指相并中部的宽度为二寸，也有以一横指为一寸者。同身之说虽多，而《灵枢·骨度》实为同身法之典范也。

四、识邻

《标幽赋》曰："取五穴用一穴而必端，取三经用一经而可正。"即为用邻穴或邻经以正其所取之穴或所取之经有无讹误之识邻法也。如顶之百会，颈之人迎，胸之膻中，腹之神阙，项之大椎，背之至阳等，均为取其邻穴之重要标志。

五、正位

取穴之际，体位必须端正舒畅。若体位不适，每因中途转侧而致滞针或折针，此固人尽皆知矣。但在舒身定穴之后，虽未进针，体位亦不能再行移动，一经移动，穴即不准。针刺如此，火灸亦然。张仲景《金匮玉函经》曰："凡点灸法，皆取平正身体，不得倾侧宽纵缩狭也。若坐点则坐灸之，卧点则卧灸之，立点则立灸之，反此者不得其穴。"其他诸书皆有同样告诫，但头面及手足诸穴，则不必过分拘泥。进针固常以坐位或卧位为宜，但因病制宜亦有采用立位者。如《灵枢·本输》曰："转筋者立而取之，可令遂已；痿厥者张而刺之，可令立快也。"立者，站立也；张者，舒张展身也。可见立位进针亦不可偏废。在委中放血及取承山等穴时，立位更宜采用。

病者之体位固宜详审，而医者之体位亦不可忽视。己不正则不能正人，草率施术，有害无益也。是亦取穴时之所当知者。

六、定底

经穴非浮处于皮毛之表，乃深处于筋肉之中也。在表虽意审尺度无讹，但下针之后并不一定能确入孔穴。故必须对准穴底进针。《标幽赋》曰："或伸屈而得之，或平直而安定。"尤其在确定关节附近之诸穴时，必须用屈伸摇撼诸法，以寻取"在阳部筋骨之侧陷下为真，在阴部膝腘之间动脉相应"之诸穴底。

七、循经

经络既有交叉，孔穴更为鳞次，稍有疏忽，即易张冠李戴或误中他经。如能循经考穴，顺藤摸瓜，则差误自少。古人云："宁失其穴，毋失其经。"即所刺之穴虽或不准，而所中之经尚无偏失，则犹有可补，不致讹误太甚也。

八、寻志

志者，标志也，乃寻取人身易识之标志而取穴也。全身上下之高骨、陷中、罅隙、纹理、甲角、毛发，以及五官之边缘与关节之周围，均为孔穴聚居之处，因志而识穴者约为十之五六，因量度而得者不过十之四五。如眉头取攒竹，眉梢取丝竹空，甲角取诸井，循脊定诸俞，如此等等，不一而足。用之娴熟，自能随手拈来，而免于度量摸索也。

九、避害

《灵枢·官针》曰："脉浅者勿刺，按绝其脉乃刺之，无令精出，独出其邪气耳。"脉浅者，脉之可知可见者也。按绝其脉乃刺之者，不论可见之脉与动脉应手诸穴，必须按之使其不动不见，乃避之而进针也。尤以在身体的各要害区域，必须识见精确，始可在该处取穴针灸。其次在瘢痕、红肿及肿块部位进针，不但不易得气，且常因此而产生不良后果。

十、揣切

定穴无误，即用手指在孔穴之上反复揣摩扪切，使下针易于得气。简言之，即在进针之时须用按摩以配合耳，亦即《素问·离合真邪论》所谓"扪而循之，切而散之，推而按之，弹而怒之，抓而下之，通而取之"与"按摩勿释，着针勿斥"之义也。在进针之前，先使孔穴周围产生酸麻重胀之感，使其经脉通畅易于得气，血络偏移免于出血，亦可确定针尖应从何处而进以减少疼痛。

第十一节　择　针

用针之要识针宜，针不同形各有施。

端直而匀无锈蚀，折针之患自然稀。

病症不同，而针形亦复不同，必因病以择针，始可以针去病也。针之体用，《灵枢·九针十二原》《灵枢·九针论》《灵枢·官针》及《素问·针解》等，载之最详。如《灵枢·官针》曰："九针之宜，各有所为，长短大小，各有所施也，不得其用，病弗能移……病小针大，气泻太甚，疾必为害。病大针小，气不得泄，亦复为败。"《灵枢·九针十二原》曰："针各有所宜，各不同形，各任其所为。"《素问·针解》曰："虚实之要，九针最妙者，为其各有所宜也。"盖药有寒热温平，针有长短大小。因病选药，病方可疗；因病择针，疾方能去。故用针之道，必须识针之宜，因其宜而用之，针家之要务也。

工欲善其事，必先利其器。《素问·宝命全形论》曰："针耀而匀。"耀者光耀无锈蚀污损也，匀者端直而不弯曲也。高武曰："示人临病，当检视其针，令光耀滑泽匀直而无曲损也。能守此训，自不致折矣。"《标幽赋》曰："先令针耀而虑针损。"是皆择针之又一义也。（增附古代九针体用表，见表22）

表22　古代九针体用表

	针名	长短	形状	用途
1	镵针	一寸六分	头大末锐，即今剑头针	热在头身，病在皮肤无常处，令无得深入，以泻其阳气
2	圆针	一寸六分	卵形，筒其身而圆其末	病在分肉间，肉分气满，不得伤肌肉，以泻气分，揩摩分肉用此
3	锃针	三寸半	锋如黍粟之锐，大其身而圆其末	病在脉，脉气虚少，气少当补之，以致其气，令邪独出（锃音低）
4	锋针	一寸六分	刃三隅，即今之三棱针	病在经络，五脏固居，泻热出血，以发痼病
5	铍针	长四寸，宽二分半	末如剑锋，今名剑针	破痈肿，出脓血
6	圆利针	一寸六分	尖如氂且圆且锐，中身微大	病在分肉间，调阴阳，取暴气暴痹
7	毫针	三寸六分	尖如蚊虻喙	治经络中暴痹痛痹，痹气痛而不去，静以徐往，微以久留之而养
8	长针	七寸	锋利身薄，长其身，锋其末	病在中，深邪远痹，痹深居腰脊节腠分肉之间，为深痹也
9	大针	四寸	尖如梃，其锋微圆，粗而且直	虚风合于节解皮肤之间，淫邪流溢于身，如风水之状，水肿不能过关节，以泻机关之水

第十二节　进　针

进针十要首端静，调息神朝温左信。

正指旋捻有正斜，分部中的始可定。

拇食持针中按摩，三指两用见功夫，

中指略移针迅进，梅花香到病能除。

　　针术之是否精良，端视其进针之巧拙，手法必须纯熟，进退方可裕如。操作拙劣，观者之所鄙，患者之所苦也。将通常进针法列为十要，并附以梅花派进针法，分述于下，借供参研。

一、通常进针法

　　（一）端静　《灵枢·邪客》曰："持针之道，欲端以正，安以静。"端以正者，举动端庄也；安以静者，临刺勿张皇也。持针之时，正如临深履薄，故《素问·针解》曰："如临深渊者，不敢堕也。手如握虎者，欲其壮也。神无营于众物者，静志观病人，无左右视也。"《灵枢·官能》曰："徐而安静，手巧而心审谛者，可使行针艾。"《灵枢·九针十二原》曰："持针之道，坚者为宝……神在秋毫，属意病者。审视血脉，刺之无殆。"神必有所专注，目乃能察秋毫。坚，坚定也，认病既真则治之坚而不移；心能审谛，则举措坚而不浮；神有所注，则意乃坚而不散。神随针转，属意病者之虚实于秋毫之末，刺之乃可十全。

（二）调息 杨继洲曰："凡下针，要病人神气定，息数匀。医者亦如之，切不可太忙。"此有三义焉：第一，医者神不定，气不调，即难以神在秋毫，属意病者；第二，病者神不定，气不调，必致恐惧张皇，气血内乱，卒然进针，有害无益；第三，呼吸补泻，即因呼补吸泻而进针，并依呼吸以运针，呼吸未调，则补泻亦不能施行矣。

（三）神朝 《标幽赋》曰："凡刺者，使本神朝而后入；既刺也，使本神定而气随，神不朝而勿刺，神已定而可施。"《素问·调经论》曰："按摩勿释，著针勿斥，移气于不足，神气乃得复。"汪机注曰："按摩其病处手不释散，着针于病处亦不推之，使其人神气内朝于针，移其人神气令自充足，则微病自去，神气复常。"即在进针之先既须按摩病处而不释手，而在着针穴上之际亦不必急于入穴，使病人神气内守，然后进针，自然易于得气，而神气亦易复常矣。又古人有咒针法，即在进针之先，默念咒一遍，并吹气在针上，想针如火龙，从病人心腹中出，则医者之手心合一矣。由此可知，神朝者，即在进针之时医病双方均须精神内守也。如此则医者之手心合一，而病者之气血亦不至张皇矣。

（四）温针 又称暖针，古人用口或贴身温之。《聚英》曰："口体温针，欲针入经穴，气得温而易行也。今或投针于热汤中，亦此意耳。"今人因口中不洁，多弃而不用。但在天气寒冷之时，如用冷针进穴，不但不易得气，且每难于转针。如先在艾火上将针烘热，比之含于口内有过之而无不及矣。

（五）信左 《灵枢·九针十二原》曰："右主推之，

左持而御之。"《难经》第七十八难曰："知为针者信其左，不知为针者信其右。"第八十难又曰："所谓有见如入、有见如出者，谓左手见气来至乃内针，针入见气尽乃出针。"当刺之时，先以左手按压所针荥输之处，以弹而怒之，抓而下之，俟气来如动脉之状，乃顺针而刺之。因之，在进针之际如能充分运用左手辅助配合，既可减少疼痛，又可感知针下恍如气至之状而乘机进针也。

（六）**正指**　《灵枢·九针十二原》曰："正指直刺，无针左右。"即在下针之时必须指力均衡，持针端正，乃能直入孔穴，而无左右倾斜之弊。如指力不当，或无法深入，或难以中的，心慌手乱，不得不上下出入，左冲右突，犹如盲人穿针，则求针之效反招针之害矣。

（七）**旋捻**　左手按准孔穴，右手置针穴上，轻触皮肤，再令病人咳嗽一声，立即用拇、食二指旋捻针柄，灵活轻巧，一旋而进，随咳内针至分寸。要使针尖迅即透过皮肤，进入腠理，自可减少疼痛。

（八）**斜正**　木立土上有斜正之不同，针入穴中亦有斜正之别。《标幽赋》曰："定形象木，或斜或正。"在进针之先，何穴宜斜针，何穴宜直针，胸中早有分寸。迨针尖透过皮肤之后，即各因其宜而定进针之方位与深浅。概言之，刺阳经者尤其头部诸穴，多宜斜卧其针；刺阴经者如膝股诸穴，多宜直立其针。亦即肌肉浅薄处多用斜针，肌肉丰厚处宜用直针。《行针总要歌》云："有筋有骨傍针去（斜），无骨无筋须透之（正）。"如当斜反正，则针难深入，或随手倾倒拖挂于皮肤之上；当正反斜，则针不中的，徒伤好肉。尤以在数针同用时，斜正不严，如乱箭之东倒西歪，陋之甚者也。古代之浮刺及现时之透穴法，是为斜刺法之另一用也。

（九）**分部**　在进针入穴之后，置针在皮内名曰天才，置针在肉内名曰人才，若置针在筋骨之间名曰地才。亦即浅、中、深之意。汪机曰："针出内而分三才，肉厚穴分用之无碍，肉薄去处法将何施？故针者唯当察其肉之厚薄而酌其宜，庶几无害。经曰：刺有深浅，各正其理，此之谓也。"是在分部进针或退针时所宜知者。《循经考穴编》在肩井条下曰："须三度停针到穴，方无晕针之患。"进针不致过猛，方可免于晕针，亦分部之另一用也。

（十）**中的**　《素问·刺齐论》曰："刺骨者无伤筋，刺筋者无伤肉，刺肉者无伤脉，刺脉者无伤皮，刺皮者无伤肉，刺肉者无伤筋，刺筋者无伤骨。"《素问·刺要论》曰："刺皮无伤肉……刺肉无伤脉……刺脉无伤筋……刺筋无伤骨……刺骨无伤髓……"《难经》第七十一难曰："刺营无伤卫，刺卫无伤营。"《金匮玉函经》曰："针皮毛者勿伤血脉，针血脉者勿伤肌肉，针肌肉者勿伤筋膜，针筋膜者勿伤骨髓。"人身之营卫相依，皮肉互存，进针入穴，焉有刺脉而不伤皮、刺营而不犯卫之理！所谓不能互伤者，意为病在筋即须针中其筋，在肉即须针中其肉。如病浅针深，是刺皮而伤肉矣；病深针浅，是刺骨而伤筋矣。卫在外而营在内，如当深反浅，是未及于营而反伤于卫；当浅反深，是诛伐无过，更损于营。进针在于中的，针不中的，徒伤好肉而不能去病也。

二、梅花派进针法

以拇、食二指夹持针体，微露针尖二三分，用中指尖在应针孔穴之上，反复按摩片刻，使患者先有酸麻及舒畅之感。然后将食指尖爪甲侧紧贴在中指尖内侧，将中指第一节向外弯曲，使中指尖略行离开孔穴之中央，但中指爪仍紧贴在孔穴边缘，随即将拇、食二指所夹持之针沿中指尖端速向孔穴中央刺入，不施旋捻，极易刺进。针入孔穴后，中指即可完全离开应针之穴，此时拇、食、中三指即可随意配合，施行补泻。三指两用，简捷无痛，适宜于两手同时进针，在左右同取时尤为适宜。

第十三节　持　针

持针之际要心雄，贯注全神指腕中。

欲察秋毫通造化，须知握虎与擒龙。

持针者，不仅在进针之先应持针在手，细心揣摩；在进针之后，更应手不离针全神贯注。尝见今之用针者，在进针入穴略施旋捻，一经得气之后，即顾而往他，或饮或啖，或弈或博。针下之虚实不明，邪正之进退不辨，而所用补泻诸法亦名存实亡。故在下针之初，固应着力持针，直插至应止之处；而在进针之后，尤应手如握虎，势若擒龙，紧全身之力于指腕，目无他视，着意呼吸，全神贯注，属意病者，方可针通造化，神察秋毫。如此，则针下之虚实明，邪正辨，气之至否可以确知，气之行走可以推引，而为补为泻，其效亦可以从心矣。

第十四节　深　浅

　　针道之中妙义长，深浅还宜识八纲。

　　梅花轻浅遵经旨，未敢标新妄主张。

　　进针之是否得效，实取决于入穴之深浅。而宜深宜浅之间，不但因经因穴而不同，且亦因病因人因时而各异。故病之八纲亦深浅之准则也，经文早有明训，是为进针时所亟宜知者。而在梅花法中，则重深而轻浅，非敢妄自标新，实亦本乎经旨，故并列焉。

一、八纲深浅法

（一）阴深阳浅

　　春夏为阳当浅取，秋冬属阴可渐深。

　　头面为阳深必慎，髀股为阴浅少能。

　　《灵枢·阴阳清浊》曰："刺阴者深而留之，刺阳者浅而疾之。"深而留者，深入而久留针也；浅而疾者，浅内而疾出针也。天有阴阳，人亦有阴阳，以天之阴阳言之，则春夏为阳，秋冬为阴。因之春夏宜浅刺，秋冬宜深刺。《灵枢·终始》曰："春气在毛，夏气在皮肤，秋气在分肉，冬气在筋骨。刺此病者各以其时为齐。"齐者，彼此应称之意，针之深浅与天地之阴阳相应，故曰以时为齐。《难经》第七十难曰："春夏者，阳气在上，人气亦在上，故当浅取之。秋冬者，阳气在下，人气亦在下，故当深取之。"当浅反深是引邪深入，当深反浅则邪不得出，是针不与时齐也。以经络之阴阳言之，则手足三阳各行于身之表而上于头，多筋多骨，皮肉浅薄，故宜浅刺；手足三阴各行于身之里而贯于股肱，皮肉丰厚，故可酌宜深刺。亦即肌肉丰厚处可深，菲薄处宜浅。以病言之，则阴、阳、表、里、虚、实、寒、热，又各有阴阳深浅之别焉。

（二）里深表浅

疾浅针深良肉损，病深针浅弗能移。

但识用针分表里，在皮在骨总相宜。

《素问·刺要论》曰："病有浮沉，刺有浅深，各至其理，无过其道。过之则内伤，不及则生外壅，壅则邪从之。浅深不得，反为大贼，内动五脏，后生大病。"《灵枢·官针》曰："疾浅针深，内伤良肉，皮肤为痈；病深针浅，病气不泻，支为大脓。"《灵枢·四时气》曰："甚者深刺之，间者浅刺之。"甚者，在里而深也；间者，在表而浅也。是皆内针之深浅与疾病表里相应之古训也。

（三）实深虚浅

肥壮邪实宜深刺，瘦弱体虚可浅行。

脉有虚实同此理，婴儿疾发无久停。

《灵枢·逆顺肥瘦》对人之虚实与刺之深浅列有明训。即肥人常气血充盈，肤革坚固，宜深入而久留针；瘦人则皮薄肉少，易脱于气，易损于血，宜浅内而疾出针。壮士坚肉缓节，宜深而久留之；婴儿则肉脆血少，宜浅内而疾发之。《灵枢·根结》曰："刺布衣者深以留之，刺大人者微以徐之。"布衣之士，体劳肉坚；王公大人，体惰气薄，是亦虚实之意也。因此，新产及久病之人，均宜浅刺；新病及邪气充实者，则不妨深刺。《灵枢·终始》曰："脉实者深刺之，以泄其气；脉虚者浅刺之，使精气无得出，以养其脉，独出其邪气。"此刺之深浅与体之虚实之大要也。

（四）寒深热浅

热则气滑寒则涩，涩宜久留滑速出。

刺涩针大而入深，刺滑针小浅为则。

《灵枢·经脉》曰："热则疾之，寒则留之。"《灵枢·根结》曰："气滑即出疾，其气涩则出迟。"热则气盛，盛则悍而滑，故必须浅刺速出，无使宣泄太过；寒则气滞，滞则凝而涩，故必须深刺久留，使气血宣通。亦即《灵枢·九针十二原》所谓"刺诸热者，如以手探汤；刺寒清者，如人不欲行"之意也。

二、梅花派深浅法

> 重深轻浅有来由，谷气深调厥疾瘳。
>
> 穴浅难深深忌浅，妄深中脏必招忧。

穴浅则刺浅，穴深则刺深。深针无害者，则刺之务深；深针有害者，则刺之亦勿过浅，而适得其中。经脉深藏者，入针浅则少效；经脉浮露者，虽求深亦不可能。可深而不深，有如隔靴搔痒；不可深而强深，必将祸不旋踵。宁失之深，但中脏穿腑者必须切忌；无失之浅，如蝇叮蚊咬者难以收功。此梅花派深浅法之大略也。

法宜遵经，道不离古，重深轻浅有由来也。《灵枢·终始》曰："一刺则阳邪出，再刺则阴邪出，三刺则谷气至，谷气至而止。所谓谷气至者，已补而实，已泻而虚，故以知谷气至也。"谷气与邪气将何以别乎？故又曰："邪气来也紧而急，谷气来也徐而和。"《灵枢·官针》特为之解说曰："所谓三刺则谷气出者，先浅刺绝皮以出阳邪；再刺则阴邪出者，少益深，绝皮致肌肉，未入分肉间也；已入分肉之间，则谷气出。故刺法曰：始浅刺之，以逐邪气而来血气；后刺深之，以致阴气之邪；最后则极深之，以下谷气，此之谓也。"因之，梅花派深浅之法，乃先浅后深，先浅取及不深不浅取之，以去病邪；后深取及极深取之，以调谷气。邪气去则针下之紧急自除，谷气生则针下之徐和乃见。如畏深而尚浅，则厥疾难瘳；倘妄深而忽浅，又必招忧致祸矣。

第十五节　候　气

经络隧道谓之空，空中之机与气通。

气机之动实微妙，去不可追来难逢。

候气即所以守机，不知日暮待所贵。

轻滑慢者气未来，沉涩紧者气已至。

易得气者病易瘥，气不至者病难愈。

候之不至将如何？改道移锋或静置。

《灵枢·九针十二原》曰："粗守关，上守机。机之动，不离其空，空中之机，清静而微。其来不可逢，其往不可追。知机之道者，不可挂以发，不知机道，叩之不发。知其往来，要与之期，粗之暗乎，妙哉！工独有之。"《灵枢·小针解》曰："粗守关者，守四肢而不知血气正邪之往来也。上守机者，知守气也。机之动不离其空中者，知气之虚实，用针之疾徐也。空中之机清净以微者，针以得气，密意守气勿失也。其来不可逢者，气盛不可补也。其往不可追者，气虚不可泻也。不可挂以发者，言气易失也。扣之不发者，言不知补泻之意也，血气已尽而气不下也。知其往来者，知气之逆顺盛虚也。要与之期者，知气之可取之时也。粗之暗者，冥冥不知气之微密也。妙哉！工独有之者，尽知针意也。"关者，肢体之一隅也；机者，全身气血流转之枢要也。粗者，仅固执于一隅之得失，则不知周身气血，与夫邪正进退之枢机也。周身气机之虚实动静，决不能离其空中。空者，孔也，经络之隧道也。但经络隧道中之气机，是清净而微小。逢，迎也。欲其来也，虽迎之则不可得。追，捕也。当其去也，虽捕之亦不可能。知气机之道者，常候之于间不容发之一瞬间。不知气机之道者，虽如机弩在手，扣之亦不发也。气血已尽，其机亦不可得。知气机之顺逆虚实及其可取之时，是为上工之所独有，非尽知针意者不能臻此也。《灵枢·官能》曰："是故工之用针也，知其气之所在而守其门户。"《素问·宝命全形论》曰："经气已至，慎守勿失。"亦此意也。

　　夫气者，乃十二经之根本，生命之泉源。进针之后必须细察针下是否已经得气。下针得气，方能行补泻，除疾病。《灵枢·九针十二原》曰："刺之而气不至，无问其数。刺之而气至，乃去之勿复针。"《大成》曰："用针之法，候气为先……以得气为度……若针下气至，当察其邪正，分其虚实……但濡虚者即是虚，但牢实者即是实，此其诀也。"《标幽赋》曰："轻、滑、慢而未来，沉、涩、紧而已至。既至也量寒热而留疾，未至也据虚实而候气。气之至也，如鱼吞钩饵之浮沉，气未至也，如闲处幽堂之深邃。气速至而效速，气迟至而不治。"如针下已经得气，在病者即有酸麻重胀之感；在医者也会感有针下沉紧，如鱼吞钩饵，浮沉而动。如未得气，病者仅感痛或不痛；在医者也会感有针下空虚，如幽堂深邃空寂无人。久不得气者，多由气血不足，病久体虚，或反应迟钝而来。当此之际，即将针在孔穴中静置片刻，不必急于捻转，静以待之。如待之而仍不至，可将针尖（古人称为针芒）向前后左右频频移

动，不必出针另刺。此可能下针不准，针未中的之故。如仍不
至者，即须将针提至天部，但不必抽出至皮肤之外，重行审定
穴底，改换方向刺入。切忌操持太急，左右乱捣。在下节导气
诸法中，亦可参伍采用。亦有久候而气始终不至者，亦不必过
分强求，当改投药饵，不必专于用针也。

第十六节　导　气

上气不足推而扬，下气不足积而从。

邪气壅滞疏而决，正气稽留迎而逢。

导气即所以行气，明于经隧理自通。

导气由针端在辅，辅针妙诀此宜攻。

《灵枢·官能》曰："上气不足推而扬之，下气不足积
而从之。"《灵枢·阴阳二十五人》曰："气有余于上者导之
而下，气不足于上者推而休之，其稽留不至者因而迎之。必明
于经隧乃能持之。"《灵枢·邪客》曰："辅针导气，邪得淫
泆，真气得居。"导气即所以行气也，上气不足下气有余者推
之而上，上气有余下气不足者引之而下，正气不达者迎之使其
来，邪气壅滞者决之使其去。尝见针下已经得气，但酸麻重胀
仅限于针孔周围，不能远达病所，必导之而后可。《大成》云：
"有病道远者，必先使气直到病所。"气能达于病所，效果自

然佳良。针所以能导气者，非针能导气也，是以手辅针之力也。

　　辅针导气诸法，常称之为行针，以《金针赋》所载最为详备，他书亦有散见。但法繁则理反昧，用者反致茫无头绪。故汪机曰："字虽异而法实同，言虽殊而意则复。"此言颇为有当。汪氏又说："且其所立诸法，亦不出乎提、按、疾、徐、左捻、右捻之外，或以彼而参此，后移前而挪后，无非将此提、按、疾、徐、左捻、右捻六法交错而用之耳，舍此别无奇能异术之可称焉。"对此则未敢赞同。辅针诸法并不止于提、按、疾、徐、左捻、右捻六法，而前后、轻重、多少、深浅之间更有妙用存焉。例如，先浅后深、左多右少、进多退少则热生；先深后浅、右多左少、退多进少则凉至。是皆彼此互参，移前挪后之效也，此效果昭著为人之所易知易见者而已。将古人之导气成法与成方约述于下，并增以梅花派导气法，俾能有所采择焉。

一、导气成法

　　　　导气古人有成法，提按搓捻与颤刮。
　　　　弹捣摇摆共摄循，息诱抽添敲倒压。

　　（一）提　《问对》载提法曰："欲泻之时，以手捻针，慢慢伸提豆许，无得转动。再出，每次提之，令细细吸气五口。其法提则气往，故曰提以抽气。"又《大成》曰："微引其针气自来。"提法古人亦称为伸法，即将针入穴至一定深度得气后，将针在针孔内不断轻轻向外提起，渐提渐浅，则气自至于针下。古人用针之出、伸、退、引诸法，均可包括在提法之内。

（二）**按**　《问对》载按法曰："欲补之时，用手紧捻其针按之，如诊脉之状，无得挪移。再入，每次按之，令细细吹气五口。故曰按以添气。添，助其气也。"又《大成》曰："徐推其针气自往。"即下针得气后将针不断向下轻轻按压，渐按渐深，则气自然向前行走。古人用针之内、入、进、推诸法，均可包括在按法之内。

（三）**搓**　《问对》载搓法曰："下针之后，将针或内或外，如搓线之状，勿转太紧，令人肥肉缠针，难以进退。左转插之为热，右转提之为寒。各停五息久，故曰搓以使气。"《金鉴》曰："浑如搓线攸攸转，急则缠针肉不离。"搓时自食指末节横纹至指梢为则，以拇指食指相合，拇指从食指横纹搓上，进至指梢，为左、为内、为补；从指梢搓下，退至横纹，为右、为外、为泻。或向内或向外，向着一个方向搓动，有进而无退也。

（四）**捻**　与撚法及古之盘法及动法大体相同。下针得气或不得气时，均可将针不进不退，有进有退，反复来回搓动。以拇、食二指夹持针柄，拇指与食指交互前进与后退。前进时，从拇指尖至拇指横纹为准；后退时，自食指尖至食指横纹为准。

（五）**颤**　在《大成》中谓之努法，即"努者，以大指次指捻针，连搓三下如手颤之状，谓之飞。补者入针飞之，令患人闭气一口，着力努之。泻者提针飞之，令患人呼之，不必着力。一法二用。"用拇、食、中三指，夹持针柄，进退上下，细细搓捻动摇如手颤之状，每于催气时用之。

（六）**刮**　古谓之抓。《素问·离合真邪论》曰："抓而下之。"姚止庵注曰："抓，侧交切，以爪甲刮针也。"《大成》曰："从针尾刮至针腰，此刮法也。能移不忍痛，可散积年风。"又云："病在上刮向上，病在下刮向下。有挛急者频宜刮切。"用食、中二指抵住针身，拇指爪甲频频搔刮针柄，使针身发生细微颤动，也有激发经气作用。向上刮则使气外出为泻，向下刮则使气入内为补。在孔穴太浅如井穴等，不能提、按、抽、捣者每多用之。

（七）弹　弹法有二义，一为弹针，一为弹穴。《问对》载弹法曰："补泻之，如气不行，将针轻轻弹之，使气速行……每穴各弹七下，故曰弹以催气。"此乃弹针也。《问对》又载弹法曰："或以拇指拉其中指，令中指搏击其穴。或以食指交于中指，令食指弹其针处也。"此乃弹穴也。即经文所谓弹而努之者是也。此则专指弹针而言，即在植针入穴得气后，手指离开针身，以拇指拉紧中指，轻弹针柄数次，以使气速行，多于留针时用之。

（八）捣　捏持针柄，不进不退，但又如进如退，在原处轻出重入，不断提捣，有如杵臼，亦如雀之啄食。

（九）摇　《大成》曰："摇者退也，以两指拿针尾，向上下左右各摇振五七下，提二七下，能散诸风。"又曰："摇而伸之。此乃先摇动针头，待气至却退一豆许，乃先深而后浅，自内引外，泻针之法也。"亦可植针入穴得气后，用拇、食二指夹持针柄，前后左右，反复回旋，以加重针下酸麻重胀之感。

（十）摆　植针入穴得气后，即将针提起少许，夹持针柄，一左一右，频频摆动，以催气前进，使气向远处流行。

（十一）摄　《问对》载摄法曰："下针之时，气或涩滞，用大指、食指、中指三指甲，于所属经分来往摄之，使气血流行，故曰摄以行气。"《大成》曰："摄者，用大指随经络上下切之，其气自得通行。"又曰："凡下针，如针下邪气滞涩不行者，随经络上下，用大指爪甲切之，其气自通行也。"摄有捏之义，即循经捏而掐之也，义亦相通。

（十二）循　循者往来按摩也。《问对》载循法曰："下针后，气不至，用手上下循之。假如针手阳明合谷，气若不至，以三指平直，将指面于针边至曲池，上下往来抚摩，使气血循经而来，故曰循以至气。"《大成》所载亦大体相同。亦可一手运针，一手按摩，使经气向前行走。

（十三）抽　此法古人亦有言之者，但略而不详，未尽其义。《金针赋》中虽有抽添法，与此处之抽法其义有别，是乃梅花法之一得。即植针入穴至地部之后，气久不至或至而不行者，即用拇指后退，食指前进，顺势将针迅速一次抽出至天部。随即拇指前进，食指后退，顺势将针一次再插入至地部。抽出时用力宜轻，插入时用力宜重。此与提法不同，在提法是慢慢逐步上提，此乃迅速一次抽出。可依肌肉之厚薄而定抽出之多少。在肌肉丰厚处则可一次抽出一寸或寸半，肌肉浅薄处则抽出可酌情减少。

（十四）添　即在同一经脉中，再增添孔穴进针，以助经气运行。如取手阳明经合谷而经气不能上达头面时，应再配手三里或曲池以助之，使经气贯通而至病所。

（十五）息　一呼一吸谓之一息。息者呼吸之总称也。肺朝百脉，故着意呼吸可以推动经气流行，而不必拘于所谓一息脉行六寸及按经脉长短之有定息寸数之说。

（十六）诱　气止不行或行而不速者，宜向病人不断探询而诱导之。如脘痛取三里，头痛取后溪。得气后不断询其气行迟速否，气距离病所长短否，气已至病所否。合病人之神气、针气、病气于一途，使患者之精神内聚而效自增。"欲气速行，导之以意"此梅花法之心传也。

（十七）敲　每见下针得气，气已畅行，如停针不动，则下之气每渐见减弱与消失。如重行旋、捻、提、按，则气又再见。如在停针之时，防止针下之气中辍及催气前进，可频频敲击针尾，以减少运针次数。与弹法不同，弹是从旁弹动针柄，使针身摇摆；敲是垂直敲其针尾，使针尖逐步深入，待达到一定深度后，再行将针外提寸许，重新敲击之。亦为梅花法之所倡用，而为古法之所无。

（十八）倒　下针得气后，随即扳倒针身，以针尖指向病所。欲气上行则针尖向上，欲气下行则针尖向下，古法中每多推荐，常与搓、捻、摆、捣并用，静置则少效。

（十九）压　《金针赋》云："按之在前，使气在后；按之在后，使气在前。"此处之按非按针之按，乃按压所针孔穴上下之空道也，故曰压，以别于按，庶免混淆。欲气上行则左手用力压在针孔下方，欲气下行则压在针孔上方，再用右手不断运针以逼气流向病处。

二、导气成方

赤凤迎源龟入土，青龙摆尾虎摇头。

交战升腾兼捣臼，运提进纳与调留。

更有抽添一法在，成方导气此为尤。

（一）青龙摆尾　又称苍龙摆尾。有诀云："苍龙摆尾行关节，回拨将针慢慢扶。一似江中船上舵，周身遍体气流苏。"《金针赋》曰："如扶船舵，不进不退，一左一右，慢慢拨动。"《大成》曰："以两指扳倒针头朝病，如扶船舵，执之不转，一左一右，慢慢拨动九数或三九二十七数，其气遍体交流。"即在进针得气之后，催气行过关节。再提针至天部，按倒针身，以针尖指向病所。或顺着经络行走方向，一左一右，不进不退，慢慢拨动，如推扶船舵缓缓摆动之状。向左拨动时，轻轻捻针向左转，并略向下按；向右拨动时，轻轻捻针向右转，也略向下按。以推动经气流行，有补法与随而济之之意。

（二）白虎摇头　又称赤凤摇头。有诀云："赤凤摇头上下关，连连进针时便宽。左右拨点摇铃似，摇振退方进要圆。"《金针赋》曰："似手摇铃，退方进圆，兼之左右，摇而振之。"与饿马摇铃及《问对》中所载之"动法"大体相同。下针得气后，向内进针要左右旁出，有如摇铃。用力稍重，谓之方。向外退针时轻慢上提，用力稍轻，谓之圆。方是圆之对者。亦即进针时要快而摇动多，退针时要慢而摇动少。有如摇头之状，存有泻法之意。又法，令病人呼吸，一呼一摇，按针左转；一吸一摇，提针右转。一左一右，一呼一吸，经气自然流通。

（三）赤凤迎源　又名凤凰展翅。《金针赋》曰："赤凤迎源，展翅之仪。入针至地，提针至天，候针自摇，复进其原，上下左右，四围飞旋。病在上吸而退之，病在下呼而进之。"先入针至地部，复提针至天部，候针下气至自摇时，再插针至人部。夹持针柄，吸而右转后退，呼而左转前进。一捻一放，如凤凰冲风摆翼之状。有补法之意。

（四）苍龟探穴　《金针赋》曰："如入土之象，一退三进，钻剔四方。"《大成》曰："以两指扳倒针头，一退三进，向上钻剔一下，向下钻剔一下，向左钻剔一下，向右钻剔一下。先上而下，自左而右，如入土之象。"在下针得气之后，自地部一次提针至天部，再分别向前后左右钻剔四下，复入针至地部，如此反复行之。

（五）龙虎交战　此法名目甚多，有龙虎升降、龙虎升腾、龙虎交腾诸名。其手法亦极不一致，节录数则供参。

1. 左九右六：下针至适当深度得气后，先行龙，向左九转，使九阳数足；后行虎，向右六转，使六阴数足。首龙尾虎，有补有泻，为阴中隐阳、阳中隐阴、补泻交错之法。如欲先补后泻，可先行九阳；先泻后补，可先行六阴。反复行之。

2. 先龙后虎：先与天部施行青龙摆尾，左盘右转，按而添之，三提九按（三进一退）令九阳数足。后于地部行白虎摇头，右盘左转，提而抽之，三按九提（三退一进）令六阴数足。有升有降，均能行气止痛。

3. 先左后右：先以拇指前进，向左捻入九次；后以大指退后，向右捻入九次。一左一右，反复行之。得气后向前推转，使气内入，随即以大指弹其针尾，引而提之，其气自行，未应再施。

4. 先天后地：即先进针至天部，持针向左捻转一圈，指力偏重于大指，乘势按针至人部。复将针向右捻转一圈，指力偏重于食指，复乘势将针慢提至天部。随用中指扶住针腰复按至人部。如此反复施行九次，行青龙纯阳之数，引天部阳气深入。然后插针至地部，左转捻针一圈，右转捻针一圈，乘势紧提至人部，慢按至地部。如此六次，合白虎纯阴之数，以引地气外出。反复龙降虎升，以飞经走气，行气血，消积聚。

5. 左右交替：在一穴之中，左右手交替运针。右手拇指向前，捻针左转；左手拇指向前，捻针右转。一左一右，两手同时并用，引起经气流行。

（六）子午捣臼 《金针赋》曰："水蛊膈气，落穴之后，调气均匀，针行上下，九入六出，左右转之，千遭自平。"《大成》曰："子午捣臼，上下行针，九入六出，左右不停。"下插时分天地人三部进针，每部为九次捻转；上提时分二次退针，每次为六次捻转。下插时要紧按，上提时要慢提（三进二退，紧按慢提），如此三度，以合老阳（九九八十一）与老阴（六六三十六）之数。阳补阴泻，如此反复不停，补泻兼施，以收消肿利水之效。

（七）运气法 《大成》曰："先行纯阴之数，若觉针下气满，便倒其针，令患人吸气五口，使针力至病所。此乃运气之法，可治疼痛之病。"又有歌曰："运气用纯阴，气来便倒针，令人吸五口，疼痛病无根。"即先用泻法紧提慢按，行六阴数；得气后即倒针朝病，令病人吸气五口，以催气至病所，然后再依泻法出针。

（八）提气法 《聚英》有歌云："提气临时最有功，祛除顽痹与诸风。"又云："转针千遭，其病自消。"如系邪气壅滞，营卫之气不行，而致酸麻冷痛者，当先用泻法泻去邪气。如系由于经气不足或营卫失调而致者，当先用补法以补其元气。待邪去或正复，再一面微微捻针使气行加速，一面轻轻将针上提，使营卫之气聚于针下而愈其麻冷。

（九）进气法 《金针赋》曰："刺九分行九补，卧针五七吸，待上行。"《大成》曰："扳倒针头，令患人吸气五口，使气上行，阳回阴退，名曰进气法。"刺入九分，紧按慢提，行九阳数以补之。待针下沉紧，稍提起豆许，向病所卧倒针身，令患者吸气，催气上行；待气至病所时，须立即扶针直插，复向下纳，使气不后退。静待片刻，再反复行之。

（十）纳气法 《金针赋》曰："运气走至疼痛之所，以纳气之法，扶针直插，复向下纳，使气不回。"在《大成》中称之为中气法，即："凡用针之时，先行运气之法，或阳或阴，便卧其针，向外至痛疼，立起其针，不与内气回也。"得气即卧倒针身，指向病所，令患者吸气，催气上行；待气至病所时，须立即扶针直插，复向下纳，使气不后退。静待片刻，再反复行之。

（十一）调气法 《金针赋》曰："及夫调气之法，下针至地之后，复人之分；欲气上行，将针右捻；欲气下行，将针左捻。"在针书中有谓拇指前进为左，则气上行，拇指后退为右，则气下行。与此不同，存参可耳。

（十二）**留气法**　《金针赋》曰："刺七分，用纯阳，然后乃直插针。气来深刺，提针再停。"专治痃癖癥瘕。《大成》曰："先运入七分之中，行纯阳之数。若得气，便深刺一寸中，微伸提之，却退至原处；若未得气，依前法再行。"先入针至适当深度，左转运针，紧按慢提，行纯阳数。当针下气至时再不断提按，将针深入，催气入内，少待复向右运针，提针至原处，依前法再行之，使气留针下而消积聚。

（十三）**抽添法**　抽者，一提再提也；添者，一按再按也。《金针赋》曰："瘫痪疮癞，取其要穴，使九阳得气，提按搜寻。大要运气周遍，扶针直插，复向下纳，回阳倒阴，指下玄微；胸中活法，一有未应，反复再施。"择其要穴，入针得气，行九阳之数；气至将针或进或退，随呼添按，随吸提抽，动摇出纳，呼吸同法，使气至病所，乃扶针直插，向下纳气深入。可反复行之。

三、梅花派导气法

推之引之谓之通，行之和之调气功。

迎之鼓之乃能助，提之纳之在运中。

通调助运为纲领，导气之方此实崇。

导气之法，各种手技，名目繁多，虽各有所长，但开卷目迷，临证意乱，必须斟酌综合，方能层次分明，使用有序。而通、调、助、运四法，实导气之纲领也。通者，推之引之，疏而决之之义也。经气流通，则正气自复，而邪气自平。因之，通乃是辅针导气之第一要义。次即为调，调者，行之和之，有缓而抚之、平而衡之之义焉。通后须用调，调之，气乃顺。第三为助，助者，迎之鼓之，有激而动之之义焉。气实者通之则易决也，调之则易顺也。气虚者通之难达，调亦不畅，故必迎而鼓之，振而扬之。第四为运，运者，提之纳之，有运而用之之义焉。气能为我用，则导气之功备矣。

（一）通气法

1.推气法：使气自针下向前周流，迫其前进而不后退，以直达病所或流贯全身。下针至地，得气后提针至天，慢提紧按，少出多入，连续捣杵，不断搓捻。病在上，拇指前进，食指后退；病在下，拇指后退，食指前进，以推气向前。当针逐次深入，达到地部时，如气已能向前传导至病所，即将针再提至天部，卧针朝病，令患者吸气数口，并频频摇摆针柄，一左一右，以推动经气流行。

2.引气法：将气推至病所时，是针与病已经相通，即应引邪外出。此时乃扶针直插，复至于地，紧提慢按，多出少入，如抽如拨而又不抽不拨，不断捻转。病在上者，拇指后退，食指前进；病在下者，拇指前进，食指后退。将针逐步提至天部，以引导邪气外出。未应时可反复行之。病轻者在一推一引之后，已衰去大半，即可摇大其门以出针，不必再用他法。如病根深固，或邪去正衰者，再酌情选用后法。

（二）调气法

1.行气法：脉气已通，行之更顺。在推气之后，如病久体弱或病根深固，泄邪适足以伤正者，可随其虚而调之，使壅者不滞，闭者能开。即在推气之后不用引气法，以龙虎升降辅之。在提针至天复紧按至人部时，可分三次下按；同时大指前进，食指后退，将针向左捻转一圈。慢提时可一次轻轻提起少许，同时大指后退，食指前进，使针微向右转。如此施行九次，引天部阳气深入。由天至人完成以后，再由人至地，与由天至地相反，即三次紧提至人部，同时食指前进，拇指后退，使针向右旋转一圈。慢按时一次轻轻下按，同时大指前进，食指后退，使针向左转一圈，如此施行六次，引地部阴气外出。反复升降，使经气流行。

2. 和气法：在推气引气或行气之后，如病气仍有余，则泻之；正气已不足，则补之。也可继续使用龙虎交战，即左捻九而右捻六；或平补平泻，即一左一右频频捻针，使气行加速，气血周流，百骸舒畅。

（三）助气法

1. 迎气法：气不足者，或稽留而不至，或缓慢而不前，迎之方来，逢之乃见。《灵枢·阴阳二十五人》曰："其稽留不至者，因而迎之。"迎气之法可运用子午流注针法，迎之于时穴之中。即在入针病穴之后可添针时穴，使推、引、行、和、提、纳诸法更易得效。

2. 鼓气法：着意呼吸，能使经气上下出入，内外周流。如欲令气速至病处，当深呼吸以助之，并摇动针柄相配合。呼时按针左转，吸则提针右转，一左一右，一呼一吸，经气自然流行。

（四）运气法

1.提气法：本法可补可泻。在补法时使用，能使陷下之气复升，以祛除顽麻冷痛；在泻法时使用，能提取邪气外出，使正气易于得复。补法是在下针得气之后，即插针深入，直至于地，行烧山火手法，待针下发热时，用拇、食、中三指紧捏针身，运全身之力于腕底，将针慢慢上提。与拔出法不一样，即是拔又不是拔，是提又不是提，拇指用力慢慢前进，食指用力慢慢后退，并轻微捻转作配合。当针到达天部后，复一次插至地部，再行补法，使针下发热，仍用前法，反复同样行之。在施行本法时，病人常诉说好像有东西往外抽，连同针下的肌肉都好像是拔出来一样，麻冷之感迅即减轻。泻法是先用透天凉手法，待针下发凉时，如同补法一样，用力将针慢慢上提，并用拇指后退，食指前进，轻微捻转作配合。当针退至天部后，再一次插至地部，仍用泻法，反复同样行之。针下之凉感可迅速扩大，并向远处传布。

2.纳气法：能使气深入，温脏腑而消积聚。在下针气调之后，将针提起，再用补法使针下发热，即用拇、食、中三指紧捏针身，聚全身之力于腕底，抵针不动，将针用力缓缓下纳，亦用拇前、食后轻微捻转作配合。当针已到极处，复将针上提仍用补法，使针下发热，反复同样行之。此时患者顿觉酸麻加重，针下之气每可迅速向前扩布，使脏腑温暖，积聚消散。

第十七节　补　泻

用针必须明补泻，补泻不明针道废。

阴阳偏胜可以调，热至寒生多妙义。

《素问·生气通天论》曰："阴平阳秘，精神乃治。"平，平衡也；秘，安静也。阴阳之彼此平衡，安静而不妄动者，方可谓之平人。但六淫外侵，七情内乱，平被扰则失衡，静被鼓则妄动。阴阳之平秘不能，彼此之虚实乃见。此现有余，彼即不足。故百病之生皆有虚实，而补泻行焉。《素问·调经论》曰："有余泻之，不足补之。"《灵枢·经脉》曰："盛则泻之，虚则补之。"因之，补泻之义，即阴阳平秘之道也。补泻得法，效如桴鼓；补泻不当，是为大贼。《灵枢·邪气脏腑病形》曰："补泻反则病益笃。"《素问·宝命全形论》曰："五虚勿近，五实勿远。"故必须先定病之虚实，而后方可行针之补泻。

何谓五虚五实？《素问·玉机真脏论》曰："脉盛，皮热，腹胀，前后不通，闷瞀，此谓五实。脉细，皮寒，气少，泄利前后，饮食不入，此谓五虚。"又《灵枢·五禁》曰："形肉已夺，是一夺也；大夺血之后，是二夺也；大汗出之后，是三夺也；大泄之后，是四夺也；新产及大血之后，是五夺也。此皆不可泻。"如此者补且不遑，岂可泻乎！

针之补泻，古人虽反复谆告，奉为典范，然《问对》《入门》《集成》等书，常谓针乃有泻而无补，有"针入如芒，气出如轴"之语，谓虚损危病久病俱不宜用针。用针之道即在于蠲邪扶正，邪可蠲即是泻，正得扶即是补。故补泻之义，本来即蕴藏于针道之中，固无所谓补泻也。但各种补泻之法相沿已久，且补则热生，泻则凉至，又可使人置信不疑。故特胪列于下，以供参研。

一、补泻同施

> 一穴之中同补泻，阴中隐阳阳隐阴。
>
> 一经之中同补泻，《难经》《甲乙》可为凭。
>
> 两经之中同补泻，泻南补北法可循。
>
> 补虚泻实可同施，为先为后要分明。

《灵枢·终始》曰："阴盛而阳虚，先补其阳后泻其阴而和之；阴虚而阳盛，先补其阴后泻其阳而和之。"《难经》第七十六难曰："其阳气不足，阴气有余，当先补其阳而后泻其阴；阴气不足，阳气有余，当先补其阴而后泻其阳。营卫通行，此其要也。"此言补泻可以同时并施，而先后则有别也。在补泻同施时，可在一穴之中先后施行，也可在一经或两经之中先后施行。分述于下：

（一）一穴之中补泻同施　针书中所云先补后泻或先泻后补之法，既可在两经或两穴之中同时并用，亦可在一经或一穴之中同时行之。而龙虎交战、阴中隐阳与阳中隐阴诸种手法，均系在一穴之中补泻同施也。《金针赋》曰："阳中引阴，先寒后热，自浅而深，以九六之法，先补后泻也。""阴中引阳，先热后寒，自深而浅，以九六之方，则先泻后补也。"阳中隐阴是先补后泻，自浅而深，有歌曰："阳中隐寓阴，先寒后热人，五分阳九数，一寸六阴行。"先进针至五分左右，紧按慢提行九阳之数，待针下微热时，再将针深入至一寸左右，紧提慢按行六阴之数，待针下微凉时，再行出针，以治先寒后热之症。阴中隐阳则与此相反，是先泻后补自深而浅，亦有歌曰："阴中隐寓阳，先热后寒当，一寸六阴数，五分九阳方。"即将针先入至一寸左右，慢按紧提行六阴之数，待针下发凉时即将针退出五分，慢提紧按行九阳之数，待针下微热时即出针，以治先热后寒之症。

（二）一经之中补泻同施　《甲乙经·五脏传病发寒热》项下曰："唾血，时寒时热，泻鱼际，补尺泽。"鱼际为荥火，尺泽为合水。泻火则金不受贼，补水则火有所制，而肺金自平矣。其余各经可以类推。

在一经之中补泻同时施行时，对《难经》中虚、实、贼、微、正五邪之为病，当先明悉，则用之方有准也。列举于下，以备参照。（增附一经之中补泻同施五邪为病取穴表，见表23）

表23　　一经之中补泻同施五邪为病取穴表

十二经	虚：从后来者为虚邪。病由生我者而来，如肝病及心		实：从前来者为实邪。病由我生者而来，如心病及肝		贼：从所不胜来者为贼邪。病由克我者而来，如肺病及肝		微：从所胜来者微邪。病由我克者而来，如肝病及肺		正：自病为正邪。本经自病，与他经他脏无关	
	先泻	后补	先泻	后补	先泻	后补	先泻	后补	虚	实
手太阴肺	太渊（土）	少商（木）	尺泽（水）	太渊（土）	鱼际（火）	尺泽（水）	少商（木）	经渠（金）	先补太渊（土）后泻鱼际（火）	先泻尺泽（水）后补少商（木）
手阳明大肠	曲池（土）	三间（木）	二间（水）	曲池（土）	阳溪（火）	二间（水）	三间（木）	商阳（金）	先补曲池（土）后泻阳溪（火）	先泻二间（水）后补商阳（木）
足阳明胃	解溪（火）	内庭（水）	厉兑（金）	解溪（火）	陷谷（木）	厉兑（金）	内庭（水）	三里（土）	先补解溪（火）后泻陷谷（木）	先泻厉兑（金）后补内庭（水）
足太阴脾	大都（火）	阴陵（水）	商丘（金）	大都（火）	隐白（木）	商丘（金）	阴陵（水）	太白（土）	先补大都（火）后泻隐白（木）	先泻商丘（金）后补阴陵（水）
手少阴心	少冲（木）	灵道（金）	神门（土）	少冲（木）	少海（水）	神门（土）	灵道（金）	少府（火）	先补少冲（木）后泻少海（水）	先泻神门（土）后补灵道（金）
手太阳小肠	后溪（木）	少泽（金）	小海（土）	后溪（木）	前谷（水）	小海（土）	少泽（金）	阳谷（火）	先补后溪（木）后泻前谷（水）	先泻小海（土）后补少泽（金）

（续表）

十二经	先泻	后补	先泻	后补	先泻	后补	先泻	后补	虚	实
足太阳膀胱	至阴（金）	昆仑（火）	束骨（木）	至阴（金）	委中（土）	束骨（木）	昆仑（火）	通谷（水）	先补至阴（金）后泻委中（土）	先泻束骨（木）后补昆仑（火）
足少阴肾	复溜（金）	然谷（火）	涌泉（木）	复溜（金）	太溪（土）	涌泉（木）	然谷（火）	阴谷（水）	先补复溜（金）后泻太溪（土）	先泻涌泉（木）后补然谷（火）
手厥阴心包	中冲（木）	间使（金）	大陵（土）	中冲（木）	曲泽（水）	大陵（土）	间使（金）	劳宫（火）	先补中冲（木）后泻曲泽（水）	先泻大陵（土）后补间使（金）
手少阳三焦	中渚（木）	关冲（金）	天井（土）	中渚（木）	液门（水）	天井（土）	关冲（金）	支沟（火）	先补中渚（木）后泻液门（水）	先泻天井（土）后补关冲（金）
足少阳胆	侠溪（水）	阳陵（土）	阳辅（火）	侠溪（水）	窍阴（金）	阳辅（火）	阳陵（土）	临泣（木）	先补侠溪（水）后泻窍阴（金）	先泻阳辅（火）后补阳陵（土）
足厥阴肝	曲泉（水）	太冲（土）	行间（火）	曲泉（水）	中封（金）	行间（火）	太冲（土）	大敦（木）	先补曲泉（水）后泻中封（金）	先泻行间（火）后补太冲（土）

（三）两经之中补泻同施 《灵枢·终始》曰："人迎一盛，泻足少阳而补足厥阴，二泻一补，日一取之……脉口一盛，泻足厥阴而补足少阳，二补一泻，日一取之。"《难经》之"东方实，西方虚，泻南方，补北方"以及"实则泻子，虚则补母"

等法，均可在两经或两穴之中同时行之。

二、人身左右补泻有无不同

> 补泻之妙在手指，人身左右亦有别。
>
> 大指向前补之方，大指向后泻之诀。

《神应经》认为，如针患者左边，医者之大指前进为补，后退为泻；针患者右边，则与此相反。《补泻雪心歌》则以捻针向内为补，向外为泻。如在病人右侧施行捻转时，则大指向前就是向外为泻，大指后退就是向内为补；在左侧则与此相反。

针书中又说，手之三阳与足之三阴，此六经悉皆自下向上行走。如针左边则向右转针为补，向左转针为泻；针右边则与此相反。足之三阳与手之三阴，此六经悉皆自上向下行走。如针左边则向左转针为补，向右转针为泻；针右边则与此相反。是真愈分愈细，愈细愈迷，令初学者无所适从。

征之于实际所见，与古说似有不同，即不论在病人之左侧或右侧进行补泻，均系大指前进、食指后退、紧按慢提则针下热生；大指后退、食指前进、紧提慢按则针下寒生。寒热者补泻之验也。

《金针赋》曰："原夫补泻之法，妙在呼吸手指。"《标幽赋》曰："原夫补泻之法，非呼吸而在手指。"即行针之补泻，实取决于医者之手指。因之，在进行补泻之时，不论是在病人之左侧或右侧进针，医者如使用右手，均以大指前进为补、后退为泻；左右手同时施行补泻时，则两手大指同时前进为补、后退为泻。其余诸说不可拘泥。

三、男女补泻有无不同

> 人身经络本相同，为何补泻分男女。
>
> 是非难辨且存疑，唾弃拘泥均不许。

《金针赋》曰："男子之气，早在上而晚在下，取之必明其理。女子之气，早在下而晚在上，用之必识其时。午前为早属阳，午后为晚属阴，男女上下，平腰分之。"又曰："男子者，大指进前左转，呼之为补，退后右转，吸之为泻；提针为热，插针为寒。女子者，大指退后右转，吸之为补，进前左转，呼之为泻；插针为热，提针为寒。左与右有异，胸与背不同。午前者如此，午后者反之。"《聚英》阳针男歌云："午前要知寒与热，左捻为补右为泻，提针为热插为寒，此是神仙真妙诀。"阴针女歌云："午后要知寒与热，右捻为补左为泻，插针为热提为寒，女人反此须分别。"《席弘赋》曰："胸背左右不相同，呼吸阴阳男女别。"又说谓男子背阳腹阴，针男子背上中行，左转为补，右转为泻；腹上中行，右转为补，左转为泻。女子背阴腹阳，针女子背中行，左转为泻，右转为补；腹中行，左转为补，右转为泻。男子阳经午前以呼为补，吸为泻，阴经以吸为补，呼为泻；午后反之。女子阳经午前以吸为补，呼为泻，阴经以呼为补，吸为泻；午后反之。

人身之经脉起止上下出入，男女并无不同，何以补泻之时，男人与女人各异，左捻与右捻有别，提插呼吸相反，腹背阴阳不应乎？故杨继洲曰："卫气之行，但分昼夜，未闻分上下。男女脏腑经络气血往来未尝不同也。今分早晚，何所据依？"高武曰："针灸当随经络气至十二时候，如寅肺、卯大肠经之类，男女所同，男女气血上下之分，固非《素》《难》意，亦不必然也。"《补泻雪心歌》曰："古人补泻左右分，今人乃为男女别。男女经脉一般生，昼夜循环无暂歇。"可见所谓男女补泻不同，古人早已持有异议，但天赋之阴阳有别，冲任之虚实悬殊，又未可一概而论，存疑可也。至若一日之晨昏不同，脏气之盈亏相应，此中将有至理存焉，宜深思而详考之。

四、补泻各种成法

（一）迎随补泻

迎而夺之实可泻，追而济之虚可补。

虚则刺去实刺来，迎过其冲随后助。

《灵枢·九针十二原》曰："往者为逆，来者为顺。明知逆顺，正行无问。逆而夺之，恶得无虚。追而济之，恶得无实。迎之随之，以意和之，针道毕矣。"《灵枢·小针解》曰："迎而夺之者泻也，追而济之者补也。"《灵枢·卫气行》曰："刺实者刺其来也，刺虚者刺其去也。"汪机曰："迎者，迎其气之方来而未盛也，泻之以遏其冲……随者，随其气之方往而将虚也，补之以助其行。"气有余者，当其来也，先其时迎其势而夺之，故谓之泻；气不足者，当其去也，随其后而济之，故谓之补。有余得夺，不足得济，则阴阳平秘矣。如何为迎？如何为随？则有以下四法：

1.十二经流注顺逆迎随补泻法

阴经自内而走外，阳经自外以入内。

逆其源者迎而夺，顺其流者随而济。

《灵枢·逆顺肥瘦》曰："手之三阴从脏走手，手之三阳从手走头，足之三阳从头走足，足之三阴从足走腹。"《灵枢·终始》曰："阴者主脏，阳者主腑。阳受气于四末，阴受气于五脏。故泻者迎之，补者随之。知迎知随，气可令和。"《大成》曰："手三阳泻者，针芒望外，逆而迎之；补者，针芒望内，顺而追之。余皆仿此。"《集成》曰："补者随经脉推而纳之，左手闭针孔，徐出针而疾按之。泻者迎经脉动而伸之，左手开针孔，疾出针而徐按之。"针尖古人称之为针芒，即针尖迎其经气，朝其源而逆之者谓之泻；随其经气，从其流而顺之者谓之补。亦即顺其走向而转针者谓之补，逆其走向而转针者谓之泻。当结合其他补泻手法以增其效。

2.十二经补母泻子迎随补泻法

随而济之补其母，迎而夺之泻其子。

井荥五行与脏通，手足阴阳识起止。

此法与下节十二经流注时刻迎随补泻法寓义相同，但不为时刻所拘，始于《难经》第七十九难，即"迎而夺之者，泻其子也；随而济之者，补其母也。假令心病，泻手心主输，是谓迎而夺之者也；补手心主井，是谓随而济之者也。"因手之三阴从胸走手，手心主即心包络之经气是自输及荥及井。泻输者，正是迎其来处而夺之。实则泻其子，输属土，心火之子也。补井者，是随其去处而济之。虚则补其母，井属木，心火之母也。因此可就十二经母子相生二十四穴进行补泻。例如，心气实即取神门泻之，肾气虚即取复溜补。手阳明之经气有余，取二间则邪气自泄。足太阴之经气不足，取大都则正气自复。

补母泻子之迎随补泻法，亦可隔经行之。《大成》引南丰李氏补泻曰："有以虚实言者，经言虚则补其母，实则泻其子，此迎随之概也。"注曰："凡针逆而迎夺，即泻其子也，如心之热病，必泻于脾胃之分。针顺而随济，即补其母也，如心之虚病，必补于肝胆之分。"不为本经所拘，亦迎随之又一用也。（增附《难经》补母泻子迎随取穴表，见表24）

表24　《难经》补母泻子迎随取穴表

脏腑五行	追而济之 虚补其母	迎而夺之 实泻其子
肺（金）	太渊（输土）	尺泽（合水）
大肠（金）	曲池（合土）	二间（荥水）
胃（土）	解溪（经火）	厉兑（井金）
脾（土）	大都（荥火）	商丘（经金）
心（火）	少冲（井木）	神门（输土）
小肠（火）	后溪（输木）	小海（合土）
膀胱（水）	至阴（井金）	束骨（输木）
肾（水）	复溜（经金）	涌泉（井木）
包络（火）	中冲（井木）	大陵（输土）
三焦（火）	中渚（输木）	天井（合土）
胆（木）	侠溪（荥水）	阳辅（经火）
肝（木）	曲泉（合水）	行间（荥火）

3. 十二经流注时刻补母泻子迎随补泻法

肺寅大卯胃辰宫，脾巳心午小未中。

申膀酉肾心包戌，亥焦子胆丑肝通。

肺金寅泻尺泽水，卯时可补土太渊。

大肠二间水卯泻，辰时曲池用土填。

胃泻厉兑金辰取，巳补解溪用火燃。

脾巳商丘金可泻，午补大都火势炎。

心午神门将土泻，未补少冲木可缘。

小肠未泻小海土，申补后溪在木边。

膀胱申泻束骨木，酉补至阴金气添。

肾酉涌泉将木泻，复溜金补戌时先。

包络戌泻大陵土，亥补中冲木气全。

三焦亥时泻天井，中渚补木子时连。

胆子时泻阳辅火，丑补侠溪水涓涓。

肝丑行间将火泻，寅时可补水曲泉。

过时取原兼取本，流注补泻自昭然。

此法亦称为子午流注十二经纳子法，是从十二经补母泻子迎随补泻法推衍而来。《素问·针解》曰："补泻之时者，与气开阖相合也。"已至当刻者谓之开，过时及未至者谓之阖。《灵枢·卫气行》曰："谨候气之所在而刺之，是谓逢时。"《灵枢·经别》则谓五脏六腑与天道相应，十二经与十二时相合。《难经》第二十三难，据《灵枢·营气》明确了十二经的循行次序，即其始从中焦注手太阴，依次为手阳明、足阳明、足太阴、手少阴、手太阳、足太阳、足少阴、手厥阴、手少阳、足少阳、足厥阴，复还注手太阴为一周。此即为十二经经气流注顺序及流注时刻之学说根源。

人身之经气流行，犹如水之潮汐。《大成》曰："十二经应十二时，其气各以时而王。"寅时以肺之经气为最旺，之后依次为卯时大肠、辰时胃、巳时脾、午时心、未时小肠、申时膀胱、酉时肾、戌时心包、亥时三焦、子时胆、丑时肝，至寅时又还注于肺。

十二经流注时刻补母泻子迎随补泻法，详见《聚英》十二经是动所生病补泻迎随节，即当其气之来也（旺时）迎而夺之谓之泻，当其气之去也（衰时）追而济之谓之补。根据十二经流注顺序和一日之间各经气血旺盛之时刻，再依各经证候之虚实，配合五输五行相应穴以行之。如寅时为肺经气血旺盛之时，卯时为肺经气血衰退之时。故肺之邪气实者，即于寅时取尺泽穴迎而泻之；肺之正气虚者，即于卯时取太渊穴随而补之。又因原穴为经气聚会之所，《标幽赋》曰："一时取一十二经之原，始知要妙。"如某经流注时刻已过，则取本经之原穴或本穴（如肺之经渠穴属金，故经渠即为肺金之本穴）施行补泻，而不必为流注时刻所拘。（增附十二经流注时刻补母泻子迎随补泻表，见表 25）

表 25　　十二经流注时刻补母泻子迎随补泻表

十二经	流注时刻	迎而夺之实泻其子		追而济之虚补其母		过时取穴	
		时刻	孔穴	时刻	孔穴	本穴	原穴
肺（辛金）	寅	寅	尺泽（水）	卯	太渊（土）	经渠（金）	太渊
大肠（庚金）	卯	卯	二间（水）	辰	曲池（土）	商阳（金）	合谷
胃（戊土）	辰	辰	厉兑（金）	巳	解溪（火）	三里（土）	冲阳
脾（己土）	巳	巳	商丘（金）	午	大都（火）	太白（土）	太白
心（丁火）	午	午	神门（土）	未	少冲（木）	少府（火）	神门
小肠（丙火）	未	未	小海（土）	申	后溪（木）	阳谷（火）	腕骨
膀胱（壬水）	申	申	束骨（木）	酉	至阴（金）	通谷（水）	京骨
肾（癸水）	酉	酉	涌泉（木）	戌	复溜（金）	阴谷（水）	太溪
心包（相火）	戌	戌	大陵（土）	亥	中冲（木）	劳宫（火）	大陵
三焦（相火）	亥	亥	天井（土）	子	中渚（木）	支沟（火）	阳池
胆（甲木）	子	子	阳辅（火）	丑	侠溪（水）	临泣（木）	丘墟
肝（乙木）	丑	丑	行间（火）	寅	曲泉（水）	大敦（木）	太冲

4. 呼吸捻转迎随补泻法

左捻为补吸反泻，吸则气入迎之义。

右捻为泻呼反补，呼则气出随可比。

在捻转补泻法中，本以大指前进向左捻针为补，大指后退向右捻针为泻。此则吸而捻针左转为泻为迎，呼而捻针右转为补为随。此法《问对》斥之为不当，其实亦有理存焉。捻针向左本为补，反谓之泻者，因吸则气入迎而夺之也；捻针向右本为泻，反谓之补者，因呼则气出随而济之也。录此聊备一格，存参可耳。

（二）呼吸补泻

呼吸之中存补泻，手不离针无他视。

补三呼进呼左转，呼催吸停方吸退。

吸泻之时三吸进，三吸右转呼即定。

三吸催气出用呼，泻开针孔补必闭。

《素问·离合真邪论》曰："吸则内针，无令气忤。静以久留，无令邪布。吸则转针，以得气为故。候呼引针，呼尽乃去，大气皆出，故命曰泻……呼尽内针，静以久留，以气至为故。如待所贵，不知日暮。其气已至，适而自护。候吸引针，气不得出，各在其处。推阖其门，令神气存，大气留止，故命曰补。"《素问·八正神明论》曰："泻必用方，方者以气方盛也……以身方定也。以息方吸而内针，乃复候其方吸而转针，乃复候其方呼而徐引针。故曰泻必用方，其气乃行焉。补必用圆。圆者行也，行者移也。刺必中其荣，复以吸排针也。"其后各家虽各有发挥，但均不能出此范围以外。且说愈多而法愈乱，反令人无所适从也。大要不外是乘病人呼气时而进针，复候病人呼气时而转针，最后乘病人吸气时而出针者谓之补。乘病人吸气时进针，复候病人吸气时而转针，最后乘病人呼气时而出针者谓之泻。综合古法及心得，将呼吸补泻法条理于下：

不论为泻为补，均宜先命患者练习呼吸数次。补法是吸气要短而快，呼气要长而慢。吸气时要一次用鼻吸入，呼气时要三次用口呼出（一吸三呼）。泻法是呼气时要短而快，吸气时要长而慢。吸气时三次用口吸入，呼气时要一次用鼻呼出（一呼三吸）。此种着意呼吸，古人亦有不以为然者。如高武曰："《素问》云候呼内针，又曰候呼引针。候，伺候也，言医工持针等候病人之呼吸而用针也。今令病人呼吸是以呼吸候针矣。"但着意呼吸与自然呼吸并无相悖之处。使病人着意呼吸，呼吸深长时，在初学者较易施行。在候病人自然呼吸及呼吸平静时，非手熟心细者不能运用。故二者均不可偏废。但无论为着意呼吸与自然呼吸，施术时自始至终均应手不离针，目无他视，全神贯注，手眼心合一。

在运用补法时，乘病人口中出气三呼时即入针至天部，仍令病人继续鼻入口出，一吸三呼；再乘三呼时捻针向左转（大指向前，食指向后），并配合梅花派纳气法，用力将针下之气下捺。一吸时则将针放松，并轻轻将大指后退，以便继续运针。如此反复由天至地，俟补已中机、针下发热时，再弹捣数下，乃乘其吸气时迅速出针，并疾按针孔。

运用泻法时，乘病人鼻中一次出气，口中三次吸气时，一次入针至地部，仍令病人继续鼻出口入，三吸一呼。再乘其三吸时捻针向右转（大指向后，食指向前），并配合梅花派提气法，用力将针下之气上提。一呼时则将针放松，并轻轻将大指前进，以便继续运针，如此反复由地至人。俟泻已中机针下发凉时，乃摇大针孔，乘病人呼气时，缓慢出针，不按针孔。

呼吸补泻是烧山火与透天凉二法之基础，初学者尤须着意练习。

（三）疾徐补泻

> 补泻之中有疾徐，徐而疾实疾徐虚。
> 徐入疾出补之义，疾入徐出泻之途。

《灵枢·九针十二原》曰："徐而疾则实，疾而徐则虚。"又曰："刺之微，在速迟。"《灵枢·小针解》曰："徐而疾则实者，言徐内而疾出也。疾而徐则虚者，言疾内而徐出也。"微者妙也，言用针之妙在出针之迟速与留针之久暂也。《素问·针解》又曰："徐而疾则实者，徐出针而疾按之。疾而徐则虚者，疾出针而徐按之。"清·姚止庵注曰："徐出，谓得经气已久乃出之；疾按，谓针出穴已，疾速按之，则真气不泄，经脉气全。故徐而疾乃实也。疾出，谓针入穴已至于经脉，即疾出之；徐按，谓针出穴已，徐缓按之，则邪气得泄，精气复固。故疾而徐乃虚也。"又按《灵枢·官能》曰："疾而徐出，邪气乃出，伸而迎之，遥（同摇）大其穴，气出乃疾。"在用补法时，将针由天部逐步紧按慢提，依次前进至地部，留针及运针之时间宜长。出针时则一次引针退至天部，稍停再拔针外出，疾按针孔。在用泻法时，先入针深至地部，再行紧提慢按，逐步退至天部，留针及运针时间宜短，摇针外出，不按针孔。故疾徐之义，乃指留针时间之长短与出针时之快慢而言，且应与下节开阖补泻相结合。

（四）开阖补泻

> 出针闭孔名为阖，不闭针孔即是开。
> 孔闭能教真气守，孔开邪泄免成灾。

《素问·刺志论》曰："入实者左手开针空也，入虚者左手闭针空也。"即邪盛者使之泄，故出针不按，令其孔开。正虚者欲其补，故出针疾按，令其孔闭。此开阖补泻之义也。又《素问·针解》曰："补泻之时者，与气开阖相合也。"是则十二经流注时刻之迎随补泻及后世之子午流注针法，亦有开阖补泻之用矣，是又开阖补泻之又一义也。

（五）提按补泻

推而内之谓之补，动而伸之谓之泻。

慢按紧提邪气除，紧按慢提气入内。

《难经》第七十八难曰："当刺之时，先以左手按压所针荥输之处，弹而努之，爪而下之。其气之来，如动脉之状，顺针而刺之，得气因推而内之，是谓补；动而伸之，是谓泻。"《问对》曰："针在孔穴之内，如舟在急流之中，拽上曰逆，撑下曰顺。拽上犹提也，撑下犹按也。"《大成》曰："伸者提也，按者插也……提者自地部提至人部、天部。插者自天部插至人部、地部。病轻提插初九数，病重者或少阳数、老阳数，愈多愈好。"又曰，"补泻提插活法：凡补，针先浅入而后深入；泻，针先深入而后浅。凡提插，急提慢按如冰冷，泻也；慢提急按火烧身，补也"。

提按补泻亦称提插补泻。先用手指按压其孔穴，以激发其经气，并顺势入针。得气后即反复上提与下按，以收补泻之效。行补法时，先慢提紧按，即将针向上提起时要慢而力小，下按时要紧而力大，以推气入内，所谓推而内之是也。行泻法时，要慢按紧提，即将针向上提起时要紧而力大，下按时要慢而力小，以引气外出，所谓动而伸之是也。借针之出入轻重不同，而收进气入内或引气外出之效。因之，提并不是要拔针外出，仅是将针向上提起；按亦不是使针直入，仅是按针下沉。本法常与三进一退或三退一进同时并用，在行呼吸补泻时，亦常同时用之。

（六）营卫补泻

从营置气地至天，从卫取气天至地。
提按深浅一同施，里入为补外出泻。

《难经》第七十六难曰："当补之时从卫取气，当泻之时从荣置气。"《大成》曰："补则从卫取气，宜轻浅而针，从其卫气，随之于后而济益其虚也。泻则从荣弃置其气，宜重深而刺，取其荣气，迎之于前而泻夺其实也。"卫在表而卫外，营在里而营内。在外者浅，在内者深。补则应从卫部取气，即入针由浅而深，徐推其气以入内，故谓之补。泻时从营部取气，即下针直达地部，由深渐浅，引气外出，故谓之泻。常与提按补泻等法同时并用，亦即由浅渐深紧按慢提为补，由深渐浅紧提慢按为泻。

（七）捻转补泻

大指捻针向前补，食指捻针向前泻。
左捻为阳右捻阴，阳补阴泻有妙义。

捻针以大指、食指相合，大指从食指横纹捻上进至指梢为左为内，从指梢捻下退至横纹为右为外。古人认为阳从左升、阴从右降，而子午乃是阴阳的分界线，故向左捻针一百八十度时，正是朝着午的方向；向右捻针一百八十度时，正足朝着子的方向。此适与阳升阴降之理相符，故亦称子午补泻。

补法是进针至天部，得气后将针轻轻向左捻转一百八十度，大指向前，食指向后，紧按慢提，三进一退，多入少出，分部从外入内，再疾出针至天部，少待拔针，疾按其孔。泻法是直针至地，迅速将针向右捻转，大指向后，食指向前，紧提慢按，三退一进，出多入少，分部从内外出，徐出针而不按针孔。

本法亦可分部行之。假如所取穴应针入五分，补法可先针入二分，得气后向左捻针九次，再入二分，得气再向左捻分九次，再入一分，同样行之，总共五分为止。然后再依补法出针。泻法是如所取穴应针入五分，便一次深入，得气后向右捻针六次，再退二分，得气再向右捻针六次，再退二分，同样行之，再少停得气，依泻法出针。

又《大成》曰："故凡病热者，先使气至病所。次微微提退豆许，以右旋夺之，得针下寒而止。凡病寒者，先使气至病所，次徐徐进针，以左旋搓撞和之，得针下热而止。"是先使气至病所，而后再行捻转补泻也。

（八）九六补泻

九数为阳捻向左，六数为阴捻向右。

少阳老阳递次增，阳数应奇阴数偶。

《易·系辞》以一、三、五、七、九为天之阳数，二、四、六、八、十为地之阴数。故以奇数为阳为补，偶数为阴为泻。补法是先向左捻针九次，少停再反复施行两次，以成三九二十七之数。泻法是先向右捻针六次，少停再同样施行两次，共成三六十八之数。重病须行少阳或少阴之数。少阳数是向左捻针七七四十九次，分七次施行；少阴数是向右捻针六六三十六次，分六次施行。病极重者须行老阳或老阴数。老阳数是每次左捻二十七次，三次共成九九八十一数；老阴数是每次右捻十六次，四次共成八八六十四数。

本法与盘法有其相同之处。如《大成》曰："盘法左转九次，右转六次。"与龙虎交战法则同中有异，异中存同。九六法是：在用补法时，每次向左捻针九次，稍停再捻九次；用泻法时，每次向右捻针六次，稍停再捻六次。是均分多次施行，而不是左右交替应用。龙虎法则是先向左捻针九次，随即向右捻针六次，一左一右，交替进行，应予分清。

（九）平补平泻

平补平泻同补泻，旋捻提按互交替。

下针得气无他求，此说一兴补泻废。

《大成》曰："有平补平泻，谓其阴阳不平而后平也……但得内外之气调则已。有大补大泻，唯其阴阳俱有盛衰……俱补俱泻。必使经气内外相通，上下相接，盛气乃衰。"《集成》曰："头痛及眼疾赤目等症，全用泻，去其他诸症，宜平补平泻。"因之，平补平泻者，有大补大泻、俱补俱泻，或不补不泻、补泻平衡之意，每于虚实不明或虚实互见时用之。即在下针得气后，摇撼捻转，互相交替，而不为出入多少所拘，常为初学者所喜用。自平补平泻之说兴，而补泻之法日晦矣。

（十）烧山火与透天凉

烧山火可补虚寒，法取三才逐步探。

三按拇前呼始入，一提拇后吸相关。

由浅渐深天至地，慢提紧按九成三。

疾以出针当疾扪，热生针下效非凡。

透天凉可除烦热，直针至地徐后撤。

紧提随吸食指前，慢按随呼食后说。

针下凉生再上提，三退一进热自夺。

退针至天再入深，如此反复同前辙。

《金针赋》曰："烧山火治顽麻冷痹，先浅后深。用九阳而三进三退，慢提紧按，热至紧闭插针，除寒之有准……透天凉治肌热骨蒸，先深后浅。用六阴而三出三入，紧提慢按，徐徐举针，退热之可凭。皆细细搓之，去病准绳。"此二者实集各种补泻法之大成，初学者更宜详记。分述如下：

1.烧山火。有歌曰："烧山之火能除寒，一退三飞病自安。始是五分终一寸，三番出入慢提看。"分天、地、人三部徐徐进针。初进针时可将针直入致适当深度，得气后将针向上提至天部，随即用紧按慢提，三进一退。因患者之呼吸而运用手法，目视患者，手不离针。当患者呼气时向下三次进针为主，吸气时一次退针为辅。患者呼气时口唇微闭，如吹风状，三次从口呼出；吸气时即闭合其口，一次由鼻吸入。向下进针时用紧按法，拇前食后行九阳数。停针时要用力按针不动。向上退针时是用慢提法，食前拇后，在天部提三按九，左捻多右捻少，呼进吸退；热生以后将针从人部再至地部时，也同样行之。患者即感有针下发热，并能沿经传布，上下周流。当针深入地部后，将针再提至人部，如此反复行之。最后一次出针至天部，少停再尽出针，疾扪其穴。

2. 透天凉。有歌曰："透天凉法退热烧，一进三飞冷风飘。先针一寸退五分，三出三入紧提消。"先一次进针至应有深度，再先深后浅，分地、人、天三部徐徐退针。直针入地得气后，注视患者呼吸，紧提慢按，三退一进，目视患者，手不离针。当患者吸气时向上三次提针为主，并用食前拇后多向右捻，行六阴数。呼气时一次按针为辅，同时拇前食后稍向左捻。吸气时口唇微开，三次用口吸入。呼气时即闭其口，一次用鼻呼出。当针下发凉时，即退针至人部，施术如前。能使凉气循经传导，最后遍体清凉。出针时不按针孔。

所谓一进三飞或一退三飞者，意即连续前进三次或后退三次，轻巧快捷，有如鸟之飞翔也。（增附烧山火、透天凉补泻手法步骤对照表，见表26）

表 26　　烧山火、透天凉补泻手法步骤对照表

步骤	烧山火	透天凉
1	**多呼少吸，随呼进针** 左手按穴，右手持针（或以中指按穴，拇食持针）。令病人鼻中吸气，口中呼气，吸气短而呼气长（一吸三呼），练习呼吸数次。医者调匀自己的呼吸与病人的呼吸相一致，随呼下针	**多吸少呼，随吸进针** 取穴法同左。令病人鼻中呼气，口中吸气，吸气长而呼气短（三吸一呼），练习呼吸数次。医者调匀自己的呼吸，与病人呼吸相一致，随吸下针
2	**先浅后深，随呼左转** 先针至适当深度，得气将针上提至五分左右，持住针柄令病人继续呼吸，呼长而吸短，医者之呼吸仍与病人之呼吸相一致，且呼气时要长而有力，从丹田呼出，吸气时要短而缓慢，聚全身之力于指腕，趁呼将针向左捻转一圈，拇前食后指力偏重于大指，并顺势将针连续三次如手颤之状，用力下按。但似按又不是按，似捻又不是捻，主要在于逼气入内	**先深后浅，随呼右转** 先针至适当深度，得气将针下插至一寸左右，持住针柄，令病人继续呼吸，吸长而呼短，医者之呼吸仍与病人之呼吸相一致，且吸气时要长而有力，直至丹田。呼气时要短而缓慢，聚全身之力于指腕，乘吸将针向右捻转一圈，食前拇后，指力偏重于食指，顺势将针连续三次如手颤之状，用力上提，但似提又不是提，似拔又不是拔，主要在于引气外出
3	**趁吸退针，向上慢提** 当病者及医者吸气之时，趁吸将针轻轻向右回复，大指轻轻自食指尖搓针退至食指横纹	**趁呼退针，向下慢按** 当病者及医者呼气之时，趁呼轻轻将针向左回复，大指轻轻自食指横纹，搓针退至食指尖
4	**九次下按，一次上提** 呼进吸退，如此九次，针已逐步深入，最后一次上提至原处，再照前法行之	**六次上提，一次下按** 吸进呼退，如此六次，针已逐步浅出，最后一次下按至原处，再照前法行之

（续表）

步骤	烧山火	透天凉
5	**全神贯注，反复操作** 手不离针，目无他视，随病者及医者自己之呼吸，反复操作，牢记多进少退（三进一退）进重退轻（紧按慢提）左转多，右转少，呼入针，吸出针，直至针下热生，并循经传布	**全神贯注，反复操作** 手不离针，目无他视，随病者及医者自己之呼吸，反复操作，牢记多退少进（三退一进）进轻退重（紧提慢按）右转多，左转少，吸入针，呼出针，直至针下凉生，并循经传布
6	**倒针朝病，推气向前** 将针退至五分左右，按倒针身，以针尖指向病所，或以针尖顺向经脉行走方向趁呼一摇，用力按针左转，趁吸一摇，轻轻捻针右转，至经脉通畅，病衰为止	**倒针朝病，引气外出** 将针退至五分左右，按倒针身，以针尖指向病所，或以针尖迎向经脉行走方向，趁吸一摇，用力提针右转，趁呼一摇，轻轻捻针左转，至经脉通畅，病衰为止
7	**停针调气，向下刮针** 扶针直插，复向下纳，略施旋捻，置针于穴，每隔五七息以食中二指抵住针身，用大指爪甲，向下搔刮针柄五七次	**停针调气，向上刮针** 扶针直插不向下捺，略施旋捻，置针于穴，每隔五七息以食中二指抵住针身，用大指爪甲，向上搔刮针柄五七次
8	**候吸出针，疾按针孔** 趁病人吸气之际，抽针外出，直抽不摇，出针后疾按针孔	**候呼出针，不按针孔** 趁病人呼气之际，抽针外出、且抽且摇，出针后不按针孔

（十一）出血

砭除恶血用锋针，毒解经通热不腾。

阳盛体强皆可用，阴虚老弱远为尊。

《素问·调经论》曰："血有余，则泻其盛经出其血……帝曰：刺留血奈何？岐伯曰：视其血络，刺出其血，无令恶血得入于经，以成其疾。"在上古砭石之世，针具未备，汤液未兴，出血一道当为习用常法。出血者，泻法之峻剧者也，故合并于补泻法内述之。

在年壮体强、气血方盛之人，如有风寒外感、神昏壮热、中风卒厥，以至瘀血停留、疮毒内攻等症，出血得法，每能清热解毒，消肿止痛，而收通经活络、调和气血之效。如遇年老体虚、胎前产后，以及脱血及大汗之后等则切勿妄施。（增附人身可出血诸穴举例表，见表27）

表27　人身可出血诸穴举例表

部位	穴名	出血主治	穴名	出血主治
头颈	太阳	偏正头痛、口眼㖞斜、赤眼	四神聪	眩晕
	金津玉液	口疮、舌强不语	素髎	酒渣鼻、眼丹
	神庭	赤眼	上星	赤眼、泻阳热气
	囟会	赤眼、头风	前顶	赤眼、头风
	百会	赤眼、头痛、诸厥	迎香	眼暴赤肿
	内迎香	眼暴赤肿	攒竹	目疾
	丝竹空	头风赤眼	睛明	翳障、赤眼
	四白	翳障、赤眼	头维	头痛
	人中	中暑、中恶、中风	印堂	头痛
	鱼腰	头痛	耳尖	火眼、牙痛
	颔厌	头痛、耳痛	悬厘	目赤肿
	头临泣	目疾	兑端	唇反、唇肿
	曲差	鼻疾	下关	口眼㖞斜

部位	穴名	出血主治	穴名	出血主治
头颈	颊车	口眼㖞斜	扶突	暴喑气梗
	颅息	头痛发热	瘈脉	头目耳病、瘈瘲、顽癣
	海泉	消渴	廉泉	舌肿难言
	当阳	头面肿大	龈交	胸胁痛、痔疮
躯干	大椎	泻热、项瘫	大杼	疟疾
	谵语	疟疾	灵台	疔疮、痈肿
	肺俞	肩痛、赤眼	膏肓	胃脘痛、痛风、乳肿痛
	胃俞	疝气	脾俞	黄疸
	膈俞	丹毒	肩髎	肩重痛
	肩贞	肩重痛	气街	吐血不止
	期门	胸胁痛	肝俞	火眼
上肢	十宣	惊风、乳蛾、霍乱、肢端麻木	少商	喉痹、脏热、霍乱、肢端麻木
	商阳	喉风、目疾、肢端麻木	中冲	中风、肢端麻木
	关冲	泄三焦及肠胃热、喉痹、肢端麻木	少冲	中风、肢端麻木
	少泽	口舌病、肢端麻木	二间	退热
	合谷	泻热、牙疼、酒渣鼻、喉痹	三阳络	腰扭伤
	曲池	泻热	列缺	酒渣鼻
	大陵	头面肿	液门	手臂红肿
	尺泽	心痛、卒咳逆、丹毒	曲泽	霍乱呕吐、咳喘、泻热、手臂麻

（续表）

部位	穴名	出血主治	穴名	出血主治
下肢	大敦	卒心痛、汗出疝、癀、痿躄	涌泉	痨瘵、喉痹
	至阴	湿脚气	厉兑	目疾、疟
	隐白	足趾麻木、黄疸	光明	目疾
	太冲	脚气红肿	水泉	踝骨痛
	绝骨	泻热、百节酸痛	冲阳	疟疾方热时
	三阴交	淋沥、痛风	承山	脚气
	委中	腰痛、中暑、霍乱、疔疮、丹毒、风疹、湿疹	陷谷	头面疮肿、胸胁支满、水肿留饮、大热不退
	丘墟	足背肿痛	上巨虚	脾胃虚弱、疼痛食少
	气冲	胃痛、鼻衄、吐血	三里	胃痛、食少
	照海	喉风、癀	昆仑	腰痛
	然谷	不思食、伤寒发热	商丘	疟疾
	中封	脚生疮、筋挛、阴缩	大都	大趾红肿疼痛

　　出血虽能愈病，但如不明何经何穴何病宜出血，何经何穴何病忌出血，随意妄施，则有害无益也。《素问·刺禁论》曰："刺足少阴脉，重虚出血，为舌难以言。"如误中大脉，亦能出血致死。倘欲出血亦应事先对患者言明，免增畏惧。《医经小学》曰："出针不可猛出，必须作两三次，徐徐转而出之则无血，若猛出者必见血也。"大抵经络有凝血欲大泻者当猛出；若寻常补泻，当依此可也。如欲防其出血，则出针不宜太

急，出针后亦可揉按针孔片刻。如欲其出血，当以锋针为宜。经云："锋针者刃三隅。"即今之三棱针也。先用左手揉按应刺之处，以三棱针点入分许而疾出针；如欲令血多出可于刺处上端用布缠紧，再于刺处轻轻挤压，使血外流。凡有恶血停留之处，及痈肿初起，红肿焮痛者，多有瘀血斑点或有紫疙瘩出现，不拘孔穴，即于其上点刺数下或数十下，出血极易，可任其自流。亦可用火罐拔出恶血，待血止后可用热茶汤薰洗之。如无红肿而欲使其出血时，必须对准青络脉刺入，且须辅以按压及缠扎，否则出血不畅也。

第十八节　中　机

补泻慎毋过其度，责在中机为要务。
诛伐太过正反伤，用而不及邪不去。

针道之要在于补泻，补泻之要在于适度，不及则邪不去，太过则正反伤。《甲乙经》针灸禁忌第一，引经文曰："凡刺之理，补泻无过其度。"无过其度者中机而已。而针下之寒热、虚实，与夫脉之软坚及气之调否，皆中机之验也。

一、针下寒热

补虚泻实何所验，针下寒热乃其辨。
实者得泻寒自生，虚者得补热乃见。

《素问·针解》曰："刺虚则实之者，针下热也，气实乃热也。满则泄之者，针下寒也，气虚乃寒也。"《素问·刺志论》曰："夫实者气入也，虚者气出也，气实者热也，气虚者寒也。"实为气入者补之也，虚为气出者泻之也。补之而气实则针下热也，泻之而气虚则针下寒也。《金针赋》曰："补者直须热至，泻者务待寒侵。"虚使之实，补之而已，热生于针下是补之应也。满使之泄，泻之而已，寒生于针下是泻之应也。因此，针下之寒热乃补泻是否中机之重要凭证。

二、针下虚实

补虚泻实何所验？针下虚实乃其辨。

若有若无得失间，察后与先微可见。

《素问·宝命全形论》曰："刺实者须其虚，刺虚者须其实。"《灵枢·九针十二原》曰："言实与虚，若有若无。察后与先，若存若亡。为实为虚，若得若失。"《灵枢·小针解》曰："言实与虚若有若无者，言实者有气，虚者无气也。察后与先若存若亡者，言气之虚实补泻之先后也，察其气之已下与常存也。为虚为实若得若失者，言补之者必然若有所得也，泻则怳然若有所失也。"实者使其虚，应出其气；虚者使其实，应入其气。但气之出入，与夫补泻虚实之验，常在若有若无、若得若失之间。在补泻之先后，当细心体察针下存亡虚实之感。若补之者必然若有所得，泻之者恍然若有所失，将得而知之矣。

三、脉之软坚

补虚泻实何所验？脉之软坚乃其辨。

补之则实脉转坚，泻之则虚软乃见。

《灵枢·终始》曰："所谓气至而有效者，泻则益虚，虚者脉大如其故而不坚也。坚如其故者，适虽言故，病未去也。补则益实，实者脉大如其故而益坚也。夫如其故而不坚者，适虽言快，病未去也。故补则实，泻则虚，痛虽不随针，病必衰去。"补泻是否中机，可以证之于脉。泻之则虚，其脉之大小虽如旧，却较原先为软；如脉坚仍如故，则为病未得去。补之则实，实者脉之大小虽如故，但更见其充实；如补之而脉不见充实，则病虽暂快，仍未去也。如确已收补虚泻实之效，则病虽不能随针而去，亦必衰其大半矣。此乃以补泻前后脉之软坚相互比较，以为补泻是否中机之一证。

四、气调而止

补虚泻实何所验？气调而止乃其辨。

气调之信风吹云，阳光普照苍天见。

《灵枢·终始》曰："凡刺之道，气调而止。"《灵枢·官能》曰："明于调气，补泻所在，徐疾之意，所取之处。"《灵枢·九针十二原》曰："刺之而气至，乃去之，勿复针。"《灵枢·小针解》曰："气至而去之者，言补泻气调而去之也。调气在于终始一者持心也。"气之调否焉能知之？《灵枢·九针十二原》曰："刺之要，气至而有效，效之信若风之吹云，明乎若见苍天。"盖补泻是否中机，必须以气调为验，而调气之要必在于持心。持心者手勤而心注，不躁不惰也。当气之病也，若阴霾之弥于太空；气之调也，若云开而见天日。此非心领神会者不能知也。今人进针，手不勤而心不注，一针甫入，躁急随之，焉能知调气之信候乎！

第十九节　留　针

古法留针仅几呼，欲行补泻实难如。

刺法不同难执一，因人因病勿拘泥。

留针亦称为卧针，乃留针调气，非停针待气也。留针时间之长短，应因人因病而有所不同，不能为成法仅留几呼之说所拘。在施行各种补泻手法时，则留针时间更应延长，《灵枢·经脉》曰："热则疾之，寒则留之。"《灵枢·终始》曰："久病者邪气入深，刺此病者，深内而久留之，间日而复刺之。"《灵枢·九针十二原》曰："刺诸热者如以手探汤，刺寒清者如人不欲行。"《灵枢·四时气》曰："冬取井荥必深以留之。"他如"深则欲留，浅则欲疾""刺肥人壮士则宜深而留之，多益其数。婴儿当以毫针浅刺而疾发之"等经文，均为留针时间长短之典范。因之，在补泻完毕后，留针之久暂当中病即止。故《灵枢·寒热病》曰："凡刺之害，中而不去则精泄，不中而去则致气。精泄则病甚而恇，致气则生为痈疽也。"并依形体及天时而异，不容拘执也。

第二十节　防　晕

晕针之患本堪忧，瞑眩生时厥疾瘳。

防晕八端皆要旨，术精心细复何求。

植针入穴不久，或在运针与停针待气之时，可突然出现少气失神，肢冷面白，心烦欲呕，头晕眼花，脉来细数，甚至脉伏如无，呼吸迫促，冷汗随出，间有二便失禁或恶寒战栗者。轻者移时即定，重者宛如尸厥。此皆因病人身体虚弱，神气未定，或补泻太过与误犯刺禁之故也。医者知为晕针，病家每张皇失措。防之有道，遇即不骇。及夫晕针既苏，疾病每多向愈。《尚书·说命》曰："若药弗瞑眩，厥疾弗瘳。"晕针者，瞑眩之类也，但总以不晕为宜。防晕之法当不出如下八端，一言以蔽之，无非"术精心细"而已。

一、定其神气

《聚英》引《指微赋》注云："或惚忙之际，畏刺之人多感此。壮者气行自已，怯者当速救疗。"对初针病人，进针时宜令病人闭目或他视，使其神气安定，精神转移，自可减少疼痛及免除其恐惧。精神内乱，气血随之，气血失常，晕针之由也。

二、舒其体位

《标幽赋》曰："空心恐怯，直立则而多晕；背目沉掐，坐卧平而没昏。"故进针之际以卧位为最佳，坐位尚可，立位必须审慎使用。

三、毋犯刺禁

《聚英》引《济生拔萃》云："有随针而晕者何？曰：一则不知刺禁……二则不明脉候……凡针灸者，先须审详脉候，观察病症，然后知其刺禁。"这在第三节中已有详述。故知其刺禁而勿犯之，自少晕针之患。

四、手法灵巧

进针时手法拙劣，每易引起患者大痛与惊恐。运针时捻转粗暴或提插过度，均易晕针。手熟而心细，是乃临症之准绳，岂止防晕也哉。

五、取穴准确

《聚英》引《指微赋》注云："医人深明气血往来，取穴部分不差，补泻得宜，必无针晕昏倒之疾。"取穴不准，每易刺中大脉，或致经血外溢，或致经脉阻塞，每危及生命，致晕乃其余事耳。

六、不妄呼吸

进针补泻每用呼吸以助气，如呼吸过度或不当，或随意使病者张大其口用力呼吸，则气血亦将因之而内乱。《流注指微赋》云："慎妄呼吸，防他针昏而闭血。"古人早有告诫矣。

七、补泻得宜

当补反泻是谓虚虚，当泻反补是谓实实。损不足而益有余，不但为致晕之因，且损伤天命，是谓大贼。

八、救治及时

（一）晕针一经发生后，应立即出针，不可迟疑。古人亦有认为不可出针者，如《大成》曰："凡针晕者，神气虚也，不可起针，急以别针补之；用袖掩病人口鼻回气，内与热汤，饮之即苏，良久再针……若起针，坏人。"此法断不可从，必须认清。

（二）出针后即轻轻卧下，头低足高，饮以热汤或酒。轻者静待片刻即可平复，重者可吹通关散或按他法急救。

（三）针上半身晕者可取下半身穴如足三里以救之。针下半身晕者可取上半身穴如手三里或人中、合谷以救之。又不论上部或下部，均可针足三里、合谷、太冲、水沟、中冲、少商，灸百会。重者亦可用回阳九针（哑门、劳宫、三阴交、涌泉、太溪、中脘、环跳、三里、合谷）。如有恶寒战栗出现时，可灸神阙、中脘、气海等穴，以温中回阳。

（四）针书中又有所谓夺命穴者亦可备用。如刘宗厚曰：

"晕针者夺命穴救之，男左女右，取左不回，却再取右，女亦然。此穴正在手膊上侧，筋骨陷中，即是虾蟆儿上边也，从肩至肘，正在当中。"《大成》曰："针手膊上侧，筋骨陷中，即虾蟆肉上惺惺穴。"《集成》曰："（夺命穴）在曲泽上，主目昏晕，针入三分，禁灸。"

第二十一节　出　针

一、出针时机

出针之要在适时，识其时机乃可贵。

病已退者针气松，病未退者难移动。

《金针赋》曰："况夫出针之法，病势既退，针气微松；病未退者，针气如根，推之不动，转之不移，此为邪气吸拔其针，乃真气未至，不可出之，出之者，其病即复。再须补泻，停以待之，直待微松，方可出针豆许，摇而停之。"《大成》曰："凡持针欲出之时，待针下气缓，不沉紧，便觉轻滑，用指捻针，如拔虎尾之状也。"因之须待针下气缓，不沉不紧，轻松滑利，方可右手夹持针尾，左手按住穴外之皮，然后拔针。

二、出针补泻

出针亦须明补泻，补正祛邪此为最。

泻法出针徐摇开，补之出针疾直闭。

此在补泻法中已言之矣。其大要不外是泻法出针为徐（慢）、摇（边抽边摇）、开（不按针孔）。补法出针为疾（快）、直（直抽不摇）、闭（按捺针孔）。识此六字，则出针时之补泻法尽在其中矣。

三、梅花派出针法

梅花出针亦有法，拇食旋捻中按捺。
笑他双手一齐来，捉鼠何须缚虎力。

在进针时，梅花派常用三指两用之法，而在出针时也常是三指两用。即不论为补法出针或泻法出针，均用左手或右手拇、食二指转动针柄，轻轻提针外出，中指则按住针孔旁之肌肉，轻施按摩或按压不动，以免肌肉随针牵起，再逐步或一次外提。出针后迅即用中指按住针孔或不按针孔，无须双手互相配合，操作简便安详，自无手忙脚乱之弊。

四、出针不得

出针不得勿强求，折针之患实堪忧。
多由肉缠针扭曲，解其纠结逐步留。

《灵枢·血络论》曰："针入而肉著者何也？岐伯曰：热气因于针则针热，热则肉著于针，故坚焉。"后人称为滞针，每在入针至深处发生。当滞针发生后，常是推之不前，引之不后，转之不移，皮肤收缩，针孔四周出现皱纹，其针如生根在内，多在下针得气后片刻，或留针过久时出现。

滞针如系由于补泻不当、向右或向左捻转太过或停针太久，因而使肌肉缠针难以进退者，可倒退捻转以解其纠结；在肩肘膝腘等处针入而无法移动者，多因取穴不准，未入孔穴刺中筋肉之故，必须逐步将针拔出，对准孔穴，重新刺入；如系患者精神紧张，筋肉挛缩而滞针者，当使之勿生恐惧，放松四肢，不得用力，或作深呼吸使筋节弛缓；在下针得气或留针时而发生者，多系肌肉紧张，邪气吸拔之故，可静以待之，以爪宣之，使邪气疏通，针下微松，再续施补泻；针身弯曲锈蚀每与肌肉胶着，可将针再稍稍深入少许，使与胶着肌肉分离，抽出后重换新针；如因体位移动针在体内被拉扭弯曲者，当令体位复正，或令其轻微移动身体，乘机出针；针腰部诸穴每因留针时间过长，或运针间隔较长，虽病人体位未曾移动，每因肌肉收缩，使针弯曲而不能捻转，在针头部诸穴时也可发生，宜顺其倾斜之势，缓缓逐步出针。

滞针发生后，亦可在针旁五分处再进一针，或左右前后各进一针，分别摇撼捻转，使筋肉松弛，再行逐步外提。提一次，留一次，不得猛力，即无折针之虞。

如折针已经发生，最好不急于告知病人，以免病人恐惧移动。应保持原来体位，设法取出，尤其是折针处于身体要害处时，要立即设法取出而不可延忽。

五、针后三防

> 晕针能从针后得，针后青肿是中脉。
> 针随人去更荒唐，牢记三防自无失。

（一）防止出针后出现晕针。晕针多在针时发生，但在补泻完毕出针后不久，病人突然出现晕针症状者，亦间有出现。因此，在出针后不必急于令患者离去或劳作，应稍事休息，俟气定后再离去。

（二）防止针后出血与青肿。有时在刚出针后不见有血液外流，但过了片刻可能流血不止或在针处发生青肿。故在出针后应令患者休息片刻，方可离去。

（三）防止出针疏漏，将针留在病人身上，使针随人去。在数穴同用或以多针为能事时，出针时如粗心大意，未曾仔细检查，有时也能将针留在病人身上，使针随人去，在病人自身感到疼痛后方始发觉。虽不致造成严重后果，但常成为笑柄并引起病家对医生的不满，应警惕。

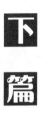

下篇

孔穴

第一章　手三阴经

第一节　手太阴肺经八首八穴

一、少商

> 少商善治双蛾痹，出血能教肿顿消。
>
> 咳喘吐呕胸腹胀，夜盲鼻血口唇焦。
>
> 战栗恶寒痃疟验，昏迷眩晕中风高。
>
> 口噤面红将作痓[①]，拇缘甲角细推敲。

距拇指外侧爪甲角约一分，有清肺、泄热、开窍、疏风、降气诸功。咽喉为肺脏之门户，乳蛾喉痹等症，以至面肿大者，以三棱针出血能立时见效。孙思邈曰："以绳缠手大指，刺出血一大豆以上，瘥。小指亦佳。"对阳盛热实者甚妙，阴虚喉痛则切忌。手太阴之脉，下络大肠，还循胃口，故除治咳喘等本经病症外，并可治腹胀及呕吐等症。口鼻为大肠经脉所过之处，肺与大肠为表里，故能治鼻衄、唇干。皮毛者肺之合也，故亦治恶寒战栗。肺及大肠之经脉能主夜盲及他种目疾者，是因目为肝窍，肝气郁滞或上逆则目不明。中风昏迷及疟生寒热，

---

① 痓：音翅（chì）。抽风。

均属肝胆风木之症。金能胜木，风熄则诸症自复。口噤、面红、眼赤，心肺血热将发痉时，取少商，亦属疏风泄热之功（见《肘后歌》）。

二、鱼际

手鱼后际寻鱼际，咳喘痰红气上攻。
咽肿牙疼胸胁满，恶寒战栗汗难通。

因手大指本节肉形似鱼，古人称为手鱼。穴在其后赤白肉际故名，于太渊穴前寸许取之。咽疼、咳嗽、吐血及胸胁脊背痛，均属肺之经脏病。能解热发汗，亦可治疟。余与少商同义。牙疼在左灸右，在右灸左，是因大肠之经脉入齿中，故肺之脉亦与之同效。

三、太渊

太渊拇掌横纹头，头痛风寒咳喘求。
目翳牙疼喉咽肿，胃肠缭乱粪频流。

在掌后拇指侧横纹头动脉中。肺主皮毛，故能祛风散寒而治外感之头痛。肺气不壅，则气降喘平而咽肿自消。目翳、牙疼及治霍乱吐泻，义俱见前。宜避开动脉针之，以不灸为是。

四、经渠

穴居寸口是经渠，胸痛喉痹喘满除。

掌热胃疼寒热疟，解肌发汗大都俱。

在腕后拇指侧高骨下寸口处。渠乃渠道之意，穴在寸口，为经脉之渠道也。手太阴之别络，直入掌中，经气郁故掌热。胸为肺之所居，肺气实则胸满而痛。兼大都发汗退热有良效。余义同前。宜避开动脉针之，以不灸为宜。

五、尺泽

尺泽主治肺诸疾，绞肠痧痛锁喉风。
鼻衄口干眶下黑，手挛背曲肘如弓。
经闭尿遗多大便，伤寒久疟汗难通。
急慢惊风皆可取，肘窝偏外约纹中。

在肘窝横纹中大筋外侧，距曲池约五分。功能解表退热祛风寒，清金降气疏郁滞，统治肺部诸病，如短气、少气、上气、胸胀、咳嗽、吐血及痨热等用之皆效。治绞肠痧、锁喉风、鼻衄、口干、久疟及不汗等，义俱见前，不再赘述。尿频是膀胱之气化太过也，肺为水之上源，亦澄本清源之义。大便次数多，是大肠之气滑脱不固，腑有病而责之脏也。其能通经闭，理腰膝，是因肺气郁滞，水道不调，百脉枯竭之故。凡遇此等病症，决非下针即能奏效，如不持之以恒，必将诬古人为妄诞矣。眼眶下青黑色，取尺泽有效者，当与少商及太渊等穴能治目疾，其义有相通之处。小儿急惊多属风火燔炽，清金泄热，则风木自平。慢惊多属久泻脾虚，责水（尺泽为合水）使土不受侮，而风木亦将因之而内涵矣。

六、列缺

> 列缺解表又祛风，腕旁寸半指尖中，
>
> 口噤项强涎上涌，胸疼咳喘唾多红，
>
> 五淋尿血阴中痛，泄痢脐寒乳作痛，
>
> 胎死腹中心恍惚，牙疼喉痹尽相通。

在侧腕上一寸五分，两手交叉食指尖尽处是穴。为手太阴络，别走阳明。主治虽多，大要不外祛风解表、泻热止疼而已。举凡头风、咽肿、牙疼、喉痹、口噤、项强、痰涎上涌、半身不遂、腕臂乏力、寒热疟及掌中热等症皆可主之。泄利是因肺与大肠相表里，治义与尺泽同。治五淋、尿血、阴痛等前阴诸病。其义有三：其一为手太阴之脉会任脉于中脘，任起胞中，故可主之；下死胎之义亦可相通。其二为足厥阴之脉入毛中，过阴器，抵小腹，责肺之金，正所以平肝之木也。其三为前阴乃膀胱之下口，前阴不利则决渎失调，肺为水之上源，清金正所以利水之源也。肺之经脉起自中焦，故主乳痈。主精神恍惚，狂妄多言，其功亦为金能胜木之故欤？

七、孔最

> 肺郄孔最腕后七，吐血失音咳喘急，
>
> 咽肿头疼肘臂麻，发汗退热消痔疾。

在侧腕上七寸，手太阴之郄穴。能发汗退热。《集成》云灸之则汗出。肺喉肘臂等处之病，皆与手太阴经脏有关。对于痔疾，如痔痛、痔出血等亦主之者，也当与列缺、尺泽等穴能主下腹及前阴诸病之义相同。

八、中府

> 肺之募穴名中府，咳喘喉痹腹胀吐。
>
> 四肢面肿项背疼，呃噎意舍同时取。

在乳头外开二寸，直上与华盖相平，为肺之募穴，故一名肺募。咳喘、喉痹、腹胀、项背疼皆系本经经脏之病。中府为手足太阴之会，脾能行水而主四肢，故能治头面及四肢浮肿。肺之经脉循胃口，与脾之意舍同取，能治呃噎食不下。

第二节　手少阴心经七首七穴

一、少冲

> 小指内侧有少冲，穴居十井善追风。
>
> 怔忡抑郁神难爽，肘臂顽麻脉不通。
>
> 火气上行口作渴，虚阳外越掌如烘。
>
> 若得曲池同泻动，胜服清凉饮一盅。

在手小指内侧，去甲角分许。功能开郁宁心，除烦泄热，为中风昏迷急救穴之一。配以曲池，对热病烦满、上气、嗌干、心痛等有著效。心气郁，故能出现怔忡、心悸、健忘、多梦；经脉滞，故肘臂顽麻；掌中热，固由于本经之气盛，亦由于虚阳外越所致。

二、少府

> 握拳小四指中间，少府通心岂等闲。
>
> 尿闭丸寨阴挺出，臂疼掌热肘拘挛。

以小指及无名指屈向掌中，在两指之中间取之，平直劳宫。通心者，不仅经脉之气能与心脏相通而治臂疼掌热诸病，且在心气不足发生胸满少气、烦满怔忡时，更能开通心气。心之经脉能下络小肠，故能治尿闭或遗尿。足厥阴之脉过阴器抵少腹，实则泻其子，故亦治睾丸偏大、阴挺出等少腹及前阴诸病。

三、神门

> 神门大可安神志，掌后横纹小指边。
>
> 失语目黄多咳喘，痴呆惊悸夜无眠。

在掌后第二横纹小指侧锐骨端凹陷中。能宁心安神，除烦镇惊，故对睡眠不安、狂言喜笑、怔忡健忘、精神恍惚等心气不足诸病，历来推为名穴。少阴之脉挟喉系目，故能治失音及目疾。脉又上肺出腋下，故能治咳喘。治心痛、呕噎、掌中热、肘挛及遗尿等，义俱见前。

四、灵道

> 神灵有道不乖张，此穴由来遏乱狂。
> 小指横纹一寸五，干呕心痛失音良。

小指侧横纹后一寸五分。治义与神门大体相同。

五、少海

> 肘窝横纹小指侧，去肘五分少海出。
> 循经泄热火能消，目赤牙疼皆若失。

在肘窝小指侧横纹头，距肘端约五分。能泄心经之郁热，举凡心火上炎，经脉郁滞，因而头痛、牙疼、目赤、耳鸣、项强、瘰疬等症，以及痫病发狂、呕吐、流涎等皆可主之。心痛气郁发为噫哕时，亦有效。

六、通里

> 通里通心络小肠，腕后横纹一寸量。
> 失眠恍惚精神乱，目眩头疼舌本强。
> 月水过多尿失禁，懊侬无汗热方长。
> 腕肘臂臑皆不用，倦言嗜卧大钟商。

在小指侧，横纹后一寸。心经之络，别走小肠。以清心泄热、发汗安神为主，治义与以上各条大体相同，不赘述。兼大钟治倦言嗜卧，见《百症赋》，乃通调心肾之功也。

七、阴郄

> 腕后五分居阴郄，吐衄声嘶惊悸觅。
>
> 佐以后溪盗汗停，偕同二间通寒栗。

在掌后小指侧横纹后五分，为手少阴之郄穴，故一名手少阴郄。止吐衄者，泄心经之郁热而免于鼓血妄行也。治声嘶者，少阴之脉挟咽也。除惊悸者，安心宁神也。《百症赋》曰："寒栗恶寒，二间疏通阴郄暗。""阴郄、后溪，治盗汗之多出。"兼后溪治盗汗者，乃养营清热也。兼二间疏通寒栗者，乃因大肠之气虚则寒栗，益金而泻火之义也。故二间宜补，阴郄宜泻。

第三节　手厥阴心包络经七首七穴

一、中冲

> 中冲穴在中指尖，发热昏迷十井先。
>
> 舌强耳鸣心痛满，多惊善哭夜无眠。

在中指尖端，去爪甲如韭叶宽。言其穴在中指之冲要也，为昏迷急救十井穴之一。心包为相火之所寄，其脉下膈历络三焦，故以宁心安神及退上中下三焦之热为主。小儿多哭夜惊，心包有热不宁时，常多用之。产后衄血不止，以线扎中指，亦取中冲之别法也。

二、劳宫

劳宫穴在掌中央，呕吐心烦目赤黄。
舌烂口糜二便血，精神错乱发癫狂。

在掌心，屈指于中、无名指尖所着中间处取之。呕吐、心烦、目黄、口糜、舌烂、大小便血及狂言乱语，均系三焦火炽，及本经气郁，上扰神明，内灼脏腑之故。功能清心泄热，安心宁神，故均主之。以不灸为宜。在小儿急慢惊风时，与涌泉同用。

三、大陵

腕横纹中取大陵，喉痹口渴目如金。
心疼吐逆时呕血，热病惊狂尽有灵。

在掌后第一横纹正中两筋间，功能定惊降火，止渴除呕，又可祛风舒筋骨，治肘臂诸病，治义同上。

四、间使

掌后三寸两筋间，九种心疼间使传。
呕吐多涎喉咽塞，卒狂惊恐语声喑。
月事衍期精不固，腋疼掌热肘拘挛。
痎疟热寒何足畏，偕同中脘胃难翻。

在掌横纹后三寸两筋间。心包为心主之宫城，故能治卒心痛。九种心痛者，心及胃脘痛之类也。心包之脉下膈历络三焦，故霍乱干呕，胃肠撩乱，用之多有殊效。《集成》云："翻胃，酒及粥汤皆吐，间使三壮，中脘针，神效。"在月事不调、精关不固、小便赤、尿道痛等症，如由火炽伤阴而来，亦可用之。中风气塞，涎上不语，昏迷，咽中如梗，喑不能言，多系风火内燔，邪犯心包之故。能治卒狂惊恐，故一名鬼路。均系清心泄热、安心宁神之功。用间使截疟，其效甚显，用之尤多。

五、曲泽

　　　　肘窝正中居曲泽，身热烦躁头汗出，
　　　　吐泻气逆心腹疼，肘臂无主自摇曳。

　　在肘窝正中大筋内侧，尺泽与少海之间。能祛风退热，止吐安中。故治身热烦躁、口干、呕吐、心腹痛以及但头汗出。另治手臂摇曳不能自主者，通经活络之效也。

六、郄门

　　　　郄门本是心包郄，掌后正中五寸立。
　　　　神气不足惊恐多，呕吐心疼气上逆。

　　掌后横纹正中往上，去腕五寸，两筋间。心包之气不足则惊恐畏人，有余则呕吐心疼而气上逆。因其有余不足而施补泻，则诸症自平矣。

七、内关

> 腕后二寸内关雄，威镇中州立大功。
> 痞散满消肠不胀，呕除呃止膈轻松。
> 腋肿肘挛肛脱坠，失眠狂乱目昏红。
> 疟疾热烦难出汗，心包之络少阳通。

在腕横纹后两筋间，去腕两寸，为心包之络别走三焦，与三焦之络别走心包之外关内外相对。能发汗安神，宽中消胀，对胸胁胀痛功用极大。心包与三焦之脉，均下膈历络三焦，故止呃有验。脱肛为下焦之元气不举，失眠狂乱及眼目昏红为上焦之阳热亢盛，三焦通调则下陷者自升而炎上者自降矣。治腋肿肘挛，系疏通经脉之效。治疟与间使同功。

第二章　手三阳经

第一节　手太阳小肠经十二首十二穴

一、少泽

> 小指外端居少泽，乳少乳痛喉咽塞。
>
> 耳聋舌强鼻血多，咳喘风痰汗不出。

在手小指端外侧，去甲角约一分。小肠之脉由缺盆络咽下膈，其支者循颈入耳抵鼻，故治耳、鼻、舌、乳部及咳喘诸疾。喉痛宜刺穴放血，收效甚速。耳聋不得眠者可补之，法出《千金》。

二、前谷

> 小指外侧本节前，纹头陷中前谷填。
>
> 头部诸疾包罗广，乳闭产难效亦验。

在小指外侧本节前纹头陷中，手太阳之脉其支者循颈上颊，至目锐眦入耳中，上頔抵鼻，斜络于颧。故对头部诸疾如头痛、项强、耳鸣、耳聋、目翳、喉痹、颊肿、鼻塞及鼻出血等包罗甚广。小肠之脉循咽过胸中下膈，又主液所生病。乳闭者，胸中之脉不通及液所生病之类是也，故妇人产后无乳亦效。难产亦可取，与少泽大体同功。

三、后溪

后溪掌外横纹头，癫痫中风借妙筹。
咽肿牙疼头欲破，耳鸣睛痛泪无休。
痎疟热寒功有验，伤寒盗汗力能收。
足痹手麻腰背痛，劳宫相伴目黄瘳。

在手小指外侧，本节后纹头凹陷中，握拳取之。小肠之脉既会足太阳经于大杼，又会督脉于大椎，故治癫痫中风及腰背强痛腿足诸病。《拦江赋》云其"专治督脉病癫狂"。治伤寒盗汗者，为清营泄热之力也。手厥阴及手太阳之经气郁滞，因而湿热内蕴时，均能发生目黄。偕劳宫治目黄有验者，为利小肠而除湿热，通包络而祛郁烦之功耳。

四、腕骨

腕骨居于腕起骨，掌后纹前手外侧。
目翳耳鸣胁下疼，疟疾癫痫汗不出。

在手外侧腕前起骨下凹陷中。小肠之脉出肩解、绕肩胛，故能治肩背及胁下疼。亦有发汗解热之故。余义与前谷、后溪大体相同。

五、阳谷

阳谷能兴阳事痿，腕边锐骨内缘求。

头面口齿诸般疾，癫痫伤寒汗不流。

在腕外侧锐骨内缘陷中，屈肘，手掌相对取之。对面、头、口、齿、颈、颊病皆效，与前谷同义。热郁则生风，热清则癫痫搐搦自止，而汗亦随之而出矣。《医宗金鉴》曰："阳谷主治头面病，手膊诸疾有多般，兼治痔漏阴痿疾，先针后灸自然痊。"痔漏乃湿热下注之患，故清热利湿，可助其消散。其治阳痿者，当系清利下焦之湿热，而小肠之脉又合于大椎，能通任督之故耳。

六、小海

小海除郁住癫狂，聋眩牙疼及目黄。

肘臂酸麻少腹痛，肘尖内五是神方。

在肘尖端内五分凹陷中，两骨之间沟中细按有索状物，酸麻应手，屈肘向头取之。心与小肠为表里，故能治心气郁结之癫疾及本经脏所生各病，并有清利湿热之功。

七、养老

老来两目渐昏花，肘臂酸疼又带麻。

养老穴真能养老，腕边锐骨缝为家。

在腕外侧锐骨正中，屈肘拱手，大指向内、小指向外，按取骨端沟中取之。如手掌转向，其沟即闭。能明目者，因小肠之脉至目锐眦及清热利湿之功耳。兼天枢更良，天枢于经属胃，于募属大肠，统泄肠胃之湿热，则火不上炎而目自明。当心火上炎时，如泻心而病不已，当更利小肠。治肘臂顽麻乃其分内之事。

八、支正

肘必支持臂正直，侧腕五寸支正得。

小肠别走少阴心，二经之病可消失。

在侧腕上，去腕五寸，必须使肘部支撑，前臂正直，方可便于取穴，故名。为小肠之络，别走心经，故所主皆与二经之病有关。如癫狂、悲恐、气郁，及头、目、颈、项诸病均可采用。心火炽盛、天行温热汗不出者亦效。治肘臂顽麻自不待言。又治疣目及赘疣诸痣，当其上灸之，即瘥，理难强解。

九、肩贞

肩贞后腋纹头出，风痹偏瘫手麻木。

缺盆肩痛耳鸣聋，外感风寒恶寒热。

在后腋纹尖端上寸许，垂臂取之。所主皆手太阳经脉之病。治外感风寒者，取发汗退热之力也。

十、臑俞

> 臑俞肩贞上外方，半身不遂最为良。
>
> 若从此处探玄妙，阳维阳跷手太阳。

在肩贞上一寸微外些，举臂时凹陷明显，为阳维、阳跷、手少阳三脉之会。乃中风、肩背酸麻及半身不遂之要穴，三经之病皆可斟酌采用。

十一、天容

> 耳垂颊后出天容，善治喉痹及耳聋。
>
> 气逆吐呕胸作满，项强瘰疬颈生风。

在耳垂下、曲颊后、翳风下，所治诸症以喉痹为主，他次之。

十二、听宫

> 耳尖瓣前有听宫，耳似蝉鸣嘈嘈侬。
>
> 欲语忽教声不出，发狂自觉意怔忡。

在耳前肉峰（耳屏）前陷中，统治耳鸣耳聋诸病。治失音者、小肠之脉循咽下膈也。治癫疾者，心与小肠为表里，宁心安神也。

第二节　手少阳三焦经九首九穴

一、关冲

> 无名指外是关冲，善泄三焦热气冲。
> 头痛舌干喉闭塞，暑邪霍乱目昏蒙。

在手四指小指侧，去甲角约一分。善泄三焦热气，因而头痛、喉痹、舌卷、舌干、目生翳膜、视物不明及中暑等上焦火炽热盛等症，皆可治之。霍乱者，三焦之清浊相干，挥霍撩乱也。治疟亦有良效。

二、液门

> 小四歧纹出液门，头喉耳目齿包吞。
> 肘臂顽麻手不用，惊狂能定疟能平。
> 液门深刺实多功，静以留针疟遁踪。
> 一针四穴前人少，毕竟梅花法不同。

在小指、四指合缝，纹头尽处，握拳取之。头部诸病如头痛、目眩、目红肿、耳鸣耳聋、喉痹及齿痛等，几全部包罗，亦主肘臂诸疾。液门，《千金》作腋门或掖门。少阳之脉过腋上头，腋部诸病当可取之。

疟疾久不愈，于发作前食顷深针液门三寸，透过中渚与少府，直抵阳池，得气后静以久留，约当发作过后乃去针，针之无不愈。此法能一针四穴，为前人所无，足为梅花派生色也。

三、中渚

　　　　　　头喉耳目赖中渚，握拳四指节后取。

　　　　　　脊间心后热病痉，肘臂顽麻可伸举。

　　在四指本节后，握拳取之。距液门约寸许。因手少阳之脉会于大椎，故对脊间心后诸病有显效。能发汗退热，所主与液门略同。

四、阳池

　　　　　　阳池腕表横纹中，咽肿能消耳可聪。

　　　　　　烦闷口干寒热疟，腕伤臂痛手如弓。

　　在手臂腕横纹中间，自四指本节后直下摸至腕中心取之。用以泄三焦之热，治头目诸疾及疟疾。小儿角弓反张灸三壮。腕扭伤亦良。与中脘同灸，以治妊娠恶阻。

五、支沟

　　　　　　腕阳三寸到支沟，便秘从来借妙筹。

　　　　　　霍乱吐呕心卒痛，心烦胸结汗难流。

　　　　　　口噤暴喑颔颊肿，经延血晕四肢浮。

　　　　　　胸胁疼痛何足道，相偕照海定通幽。

　　在腕横纹后三寸两骨间。治下焦热结，二便不通，向来推为名穴。与照海同用更妙。其治经延及血晕，与通便之义亦相近。口噤暴喑、颔颊肿、心卒痛、霍乱呕吐、伤寒结胸、心烦及热病汗不出等中、上焦热结时，均有效。四肢浮肿者，水湿停留，三焦之决渎失职也，用之效。下肢无力亦可用。

六、天井

> 天井居原近肘尖，相邻一寸手摩肩。
> 下气宽胸通郁火，疏风消疹愈狂癫。
> 咳嗽吐红多妙用，扑伤腰痛有真传。
> 瘰疬能消肩肘快，冲心脚气更安然。

在肘尖后上方一寸骨罅中，屈肘，以手按肩取之。能除耳聋、嗌肿、喉痹、目锐眦痛、颔颊肿、颈项强、心痛、咳嗽上气、吐脓血等上焦气升火郁诸症。大风瘾疹，惊狂瘈疭，可因热退郁解而消除。瘰疬及肩肘诸患，均属本经之病。治扑伤腰髋痛及脚气冲心，又与疏通下焦之原气有关矣。

七、外关

> 外关虽与内关通，内外分行用不同。
> 耳鼻咽喉胥赖外，胁胸肠胃内多功。
> 咳嗽风寒多发热，暑邪霍乱卒惊风。
> 手臂顽麻时颤抖，表虚汗出亦能封。

在腕横纹后二寸两骨间。为手少阳络，别走心主。与包络经之内关内外相对，且同为两经之络穴，常可一针直贯二穴，而其用则各有所长。心包之脉循胸出胁下，下膈历络三焦，故内关以胸胁肠胃病为主。三焦之脉其支者从缺盆上项系耳后，上出耳上角，入耳中出走耳前，故外关则以耳、鼻、咽喉病及疟腮、瘰疬为主。外感风寒、发热咳嗽及中暑等，六淫之邪侵犯上焦也；霍乱呕吐者，中焦之清浊撩乱也；惊风者，三焦之气升火布也；表虚自汗盗汗者，三焦为阳气之父，阳虚不能卫外也，故悉主之。

八、翳风

翳风穴对耳垂尖，聋哑无忧咽痛蠲。

颊肿偏风知有验，疟腮龋齿用须先。

在耳垂尖后方凹陷中，于耳垂所着处之边际取之，按之引耳中痛。为治聋哑、颜面偏风、口眼㖞斜、腮颊肿痛之妙穴。尤以疟腮及龋齿为佳。后牙痛不论上下，须深针一寸五至二寸，其效方显，浅刺则无功也。

九、丝竹空

丝竹眉梢略有空，宜针不灸泻多功。

偏正头风宜出血，眼皮跳动目睛红。

距目外眦五分，眉梢外端陷中。对目部诸疾及眼皮跳动、偏头痛及头风均主。宜放血，宜泻不宜补，宜针不宜灸。灸之不慎使人目小及盲。针尖斜向眉毛中央而进。兼耳门能止住牙疼。

第三节　手阳明大肠经十一首十二穴

一、商阳

> 食指甲角取商阳，热病昏迷十井良。
>
> 颔肿喉痹肩背痛，耳聋龋齿目青盲。
>
> 降气宽胸平咳喘，解肌发汗止癫狂。
>
> 清浊相干成霍乱，承山中脘一同商。

在食指拇指侧，去甲角约一分。能解表发汗，退热开窍，为昏迷急救十井穴之一，凡颊肿、喉痹、耳鸣、耳聋、龋齿等本经病，取之多有良效。青盲及癫狂，皆热壅风动肝木不宁之故也。清热疏风，金能胜木，则目明而神亦宁矣。咳喘等肺脏病亦可取之者，是脏病不愈兼治其腑之义。《素问·五脏生成》云："咳嗽上气，厥在胸中，过在手阳明太阴。"疏其腑而脏自通矣。上吐下泻之霍乱，为本经之腑病，如配以中脘，则吐泻可止；兼以承山，而转筋亦可平矣。

二、二间及三间

> 二间三间兄弟行，次指节前节后量。
>
> 头目口齿皆可取，肠鸣泄泻尽相当。
>
> 急食不通二间效，五指拘挛三间长。
>
> 肚腹有病偕三里，耳目攒竹佐之良。

二间在食指本节前纹头凹陷中，三间在食指本节后纹头凹陷中，相距一寸，皆握拳取之。对头、目、口齿及肚腹诸病，如喉痹、牙疼、口眼㖞斜、耳鸣、目昏、肠鸣洞泄等阳明经腑之病，其功用亦大体相同。急食不通以二间为优，五指拘挛以三间为佳（须深针）。肚腹病可佐以足三里，耳目病可佐以攒竹。

三、合谷

> 口噤齿龋鼻出血，头疼面肿涌风痰。
>
> 肘臂顽麻筋缓纵，胃肠撩乱便频繁。
>
> 痎疟伤寒热不已，产难经闭腹中寒。
>
> 小儿瘈疭虽艰险，能教虎口庆生还。

一名虎口，在大指次指歧骨间凹陷中，将手掌伸直，拇指张开并向上翘起，于歧骨前二三分微凹陷处取之。功用繁多，除头、目、口、齿、耳、鼻诸病外，对于本腑病如霍乱吐泻及肺脏之上气风痰等，均有著效。在解表祛风、开郁消肿及发汗时尤不可少。阳明常多气多血，气血不足故经闭，手足阳明会于迎香，取大肠之原穴补之，则气血旺而经闭自通矣。任脉起于胞中，难产与经闭其源皆在于此，肺与大肠为表里，肺脉起于任脉之中脘，大肠脉会任脉于承浆，取合谷而任脉可通。能主小儿瘈疭，其要在于祛风，而祛风又在于泻热，热去则风平，再加以经络疏通，头目清澈，故不难虎口庆生还也。

四、阳溪

> 阳溪合谷紧相邻，一脉相通只隔筋。
>
> 热退烦除神志定，火平气降目喉清。
>
> 咳喘停时胸不满，酸麻住后肘常轻。
>
> 若得解溪同借箸，怔忡惊悸更安宁。

在合谷后方约一寸，将拇食二指伸直，拇指向上翘起，在合谷之后方凹陷处取之，与合谷仅隔一筋。功能退热发汗，平火降气，而主手太阴阳明二经之病。兼解溪治惊悸怔忡，是因手足阳明之热得泄，肠胃安宁，热退而风火自熄。

五、曲池

> 屈肘纹头取曲池，肘肩腰背痛难支。
>
> 瘰疬风痹肢瘦细，便难乳少月经迟。
>
> 咳喘吐呕肠下痢，癫狂瘛疭疟来时，
>
> 耳目咽喉皆借重，偏身风疹亦宜思。

屈肘，肘窝横纹外端尽处是穴。手阳明之脉循臂上廉入肘过肩，会督脉于大椎，故为风痹、肘细无力及肩背腰脊等处麻痛不仁之要穴。大肠经脉循颈上头，瘰疬瘿气多生于颈，经气疏畅，头目清朗，不但瘰疬能消，而癫痫、瘛疭亦因之而起效矣。至其能除大风瘾疹，举体痛痒如虫啮，又与其祛风解表之功有关矣。

六、偏历

> 偏历距缺一寸五，发汗利尿消胀鼓。
>
> 面喉耳目疾能平，肘臂顽麻何足数。

在列缺直后一寸五分，与列缺同居侧腕上两筋间。偏历为手阳明之络，别走手太阴，列缺为手太阴之络，别走手阳明，故二经之病皆可彼此互治。肺为水之上源，大肠则"主液所生病者"。取二经之络穴而治之，故能利小便而消鼓胀，祛风寒而通腠理。至其能治肘臂顽麻等疾，则又为其余事矣。

七、温溜

> 屈肘拱手取温溜，侧膊筋间肉有沟。
>
> 肩背酸麻肠绞痛，头疼咽肿口难收。
>
> 善笑狂言如见鬼，膈中气闭哕还呕。
>
> 若问齿龋四肢肿，大肠郄穴总堪谋。

在阳溪后五寸，侧膊两筋间沟中。为大肠之郄穴。所主皆手太阴阳明诸症，治义不赘。

八、手三里

> 足之三里为时重，手之三里被忽忘。
>
> 半身不遂连腰痛，上吐下泻乱胃肠。
>
> 下牙疼痛腮颊肿，五劳虚损面皮黄。
>
> 外感风寒皆可治，手足交征用更良。

在曲池下二寸，锐肉之端。肺与大肠为表里，肺主皮毛，故能解表祛风寒。肠与胃相连，故能和中安肠胃。为上肢之要穴之一。治半身不遂及腰痛与曲池同义，但不如足三里受重视。对虚损劳伤亦具有调理作用，是因阳明常多气多血，气血不足则虚损随之。取之三里则肠胃通调水谷气充，虚损自痊矣。合足三里治宿食不化有效。

九、肩髃

肩髃肩端举臂空，善能退热又祛风。

半身不遂成瘫痪，瘾疹遍身一片红。

在肩端两骨罅间，举臂有空。为手太阳、阳明及阳跷之会。其效为祛风退热，主中风瘫痪、半身不遂以及热病遍身瘾疹。清肃之金气得行，则炎热清而风木平矣。对肩臂顽麻尤为有效，即"甄权针肩髃而立射"是也。对虚损早泄亦有效，其义当与三里同。

十、扶突

扶突人迎后寸五，喘急难眠久咳唾。

喉中痰作水鸡声，气梗暴暗不出语。

横距人迎约一寸五分，喉结旁三寸许。咳唾喘急，肺系急而不舒也。气梗暴暗，肺之关门不利也。依其病之所在及经之所在而取之，其效自倍增矣。

十一、迎香

　　　　能通鼻塞号迎香，面痒牙疼是妙方。

　　　　火盛眼红须出血，口㖞唇动亦堪尝。

　　在鼻孔旁五分，直对目内眦。善治鼻部诸病而使之知香臭，故名，如治鼻塞、多涕、鼻出血等。对于偏风㖞、唇面肿、面痒若虫行亦有效。眼暴赤肿，可以三棱针刺穴放血，奏通经泄热之效。

第三章　足三阴经

第一节　足太阴脾经十四首十四穴

一、隐白

隐白属脾脾应土，土衰运化职难行。

泄泻腹膨皆湿胜，惊狂尸厥是风淫。

血无所统成崩漏，金失依凭动哮鸣。

鬼穴十三名鬼垒，拇缘甲角内边寻。

在足大趾内侧，去甲角约一分。其所主各病几乎无不与脾脏有关。土能胜湿，土衰则湿反侮之，而呕吐、泄泻、腹膨满等病作矣。木能胜土，土不足则木气更胜，而惊狂、瘛疭等病作矣。脾能统血，血无所统而崩漏作矣，故治经水过多，其效显著。土能生金，金失所养，则咳喘哮鸣作矣。《灵枢·热病》曰："气满胸中喘息，取足太阴大指之端，去爪甲如薤叶。寒则留之，热则疾之，气下乃止。"又为扁鹊十三鬼穴之一。

二、大都

大都侧居拇本节，宿食腹膨大便结，

无汗呕吐口渴烦，小儿搐搦手足厥。

在足大趾本节前，赤白肉际骨缝中。亦以肠胃病为主。脾与胃相辅，脾气不行则运化失职。治小儿脾虚水谷不磨，吐泻频作而发慢惊，以致手足搐搦厥冷者，乃振脾阳而温四末之力也。脾为胃行其津液，津液不行故便秘。能发汗退热者，系通调津液之功。与经渠同用更佳。对腰痛及足踝肿痛亦效。

三、太白

核骨后缘居太白，便秘腹膨夹宿食。

霍乱转筋腰腿疼，天行温热汗难出。

在足大趾内侧核骨后凹陷中。其治与大都大致相同。

四、商丘

内踝前下有商丘，吐泻肠鸣痞满收。

体重舌强皆借重，疝冲便秘更宜谋。

惊风自古传三昧，不育而今借一筹。

心下怔忡多魇梦，股踝阴侧痛无忧。

在足内踝前下方五分，当足腕之横纹端凹陷中，端坐抵足取之。太阴之脉连舌本，散舌下，故能治舌强难言。《灵枢·顺气一日分为四时》曰："病变于音者取之经。"商丘足太阴经之经也。脾主四肢，故主四肢沉重。脾藏意，脾气不足故多怔忡魇梦。土伤而木乘之，故发为急慢惊风及吐泻、痞满。脾为血海，主不育者当因其有调血、摄血及统血之功。疝气、奔豚、便秘及阴股内廉痛，皆本经之治经脉病。《甲乙经》云："痔骨蚀，商丘主之。"灸商丘能使肛门收缩，故脱肛亦有效。

五、阴陵泉

膝阴辅下觅阴陵，吐泻肠鸣宿食平。
消肿只缘通小便，缩泉又善固遗精。
不眠能教阴为守，喘逆常教气下行。
腰胯酸疼阴挺出，多针少灸效从心。

在膝下内侧，膝横纹头下，辅骨下凹陷中，与阳陵泉相对，但稍高一寸。能通水道消肿胀而利小便，是健脾利湿之效也。兼水分或涌泉更佳。又能治小便失禁及遗精。治失眠者，是因真阴动于内则虚阳浮于外，养阴益气，自可宁神而安眠。太阴之脉上膈挟咽，经气逆，故咳喘。经脉循股入腹，故治阴挺出及腰胯痛。灸不及针。

六、公孙

公孙足背高骨下，呕吐腹膨食不化。
胃疼脾冷及肠风，胎死痰壅疟可罢。

在足大趾本节后一寸，足背高骨内侧，骨边凹陷中。所主与以上各穴大体相同。能下死胎者（见《医宗金鉴》），殆因足太阴之脉入腹中，首会足厥阴于冲门，再会足厥阴、阴维于府舍，再与足三阴会任脉于关元、中极，又会阳维于腹结、大横之故欤？而脾经诸穴对少腹诸疾之治义，于焉亦可知矣。与内关同用，统治胸腹肠胃诸疾。

七、三阴交

三阴交会三阴交，骨边踝上三寸高。

健胃补脾消胀满，失眠止咳理虚劳。

阴痛失精胎不下，便遗尿闭月无潮。

腰脚宽舒身不重，盗汗能停痼冷消。

在内踝上三寸，骨边凹陷中。为足三阴之会，故名。主治功用广泛，举凡脾胃虚冷，心腹胀满，霍乱呕吐、食不化，手足厥冷，少腹痼冷痞满，遗尿或小便不利，便溏或大便不通，月经过多或月经闭止，产后恶露过多或恶露不行，妊娠胎动或胎死腹中，不孕，疝气阴中痛，梦遗不寐，虚劳喘咳盗汗等，几乎无不主之。孕妇禁针。

又汪石山曰："脾主中，肾肝主下，中下焦气，一穴可以尽之。故非危疾急症，与三阴俱有干者，不可轻刺。脾肾气常不足，肝虽有余，亦是宿血之脏，误刺则脱人元气，不可不慎。"此说亦可供参。

八、地机

脾郄地机膝内五，厌食便溏腹胀鼓。

疝气失精尿不通，腰痛癥瘕崩漏数。

在内膝眼下五寸，辅骨后廉凹陷中。足太阴经之郄穴。少腹及胃肠病常多用之。脾统血，地机为脾之郄。凡经事改常、月经过多或崩漏等病，均可以之引血归脾，补脾摄血，以收调气养血之功。

九、血海

缘何血海动波澜，统摄无权血妄行。

女子漏崩阴作痛，男人吐血口中腥。

腹胀肠鸣皆湿胜，腰疼腿软怨风侵。

膝髌内廉上二寸，筋间陷处认须真。

在膝盖内侧向上二寸处，统治一切血病。脾统血，脾失职而血无所统，诸血即因之而妄行，女子为崩漏，男子为吐衄。土旺则湿不侵，风不动，腹痛肠鸣可止，而腰疼腿软亦可舒矣。

十、冲门

冲门寸五距气冲，腹满寒疼小便癃。

子上冲心呕不止，疝瘕痃癖及崩中。

横距冲脉所起之气冲穴一寸五分，有冲脉门户之意。为足太阴与足厥阴之会，所主亦颇相近。能补脾以助其统摄之权，故能固气摄血而治带下崩漏。痃者弦也，多在脐之左右，僵硬如弦，小者如指，大者如臂，多因筋肉强急及逆气上冲而来。肝主筋，会于冲门，故能舒筋降逆而痃癖自除。

十一、大横

　　　　大横平脐三寸五，大风逆气肢不举。

　　　　洞泄多因腹感寒，燥结能通便不阻。

　　在脐旁三寸五分，去中行四寸，如横居人体之中也。大风逆气，四肢不举，即伤风喘咳与肢体困顿之意。是因足太阴之脉上膈挟咽，故能降气止咳。脾主四肢，故能主四肢困顿也。脾阳振则感寒腹泻自除，津液行则大便燥结自解。

十二、腹哀

　　　　便多脓血食常乖，腹痛中寒胃渐衰。

　　　　直上大横一寸五，腹哀穴在腹无哀。

　　大横直上一寸五分，多主腹中及脾胃经脏之病。取之则腹不哀，义庶近之。

十三、食窦

　　　　食窦庭旁六寸立，止呃除呕消食积，

　　　　膈间雷鸣作水声，胸胁支满不得息。

　　在中庭旁开六寸，可自乳头下一寸六分外开二寸取之。食窦之名，是因其能止呃逆、除呕吐、消食积及能使饮食得下而来。治胸胁支满不得息者，依病之所在而取之，乃就近劫病之力也。

十四、大包

> 大包食窦二寸旁，脾之大络统阴阳。
>
> 一身尽疼百节纵，胸胁烦满咳喘良。

在食窦旁开二寸。为脾之大络，总统阴阳诸络。故实则一身尽痛，虚则百节皆纵，皆可取之。治气喘、胸胁痛，与食窦同义。

第二节　足少阴肾经十三首十三穴

一、涌泉

> 调燮阴阳水火功，水失通调火势熊，
>
> 咳嗽吐红金被灼，中风搐搦木帮凶，
>
> 火性上炎喉咽困，水行善聚腹脐丰。
>
> 掘地及泉泉上涌，州都能化汗能通。

屈足蜷趾，在足掌心中。其功主在能通水道，故名。人身之阴阳调节，胥赖于水火之相济，水涸则火旺，水滋则火熄。咳嗽吐血、喘逆身热、口干咽肿及鼻出血等，皆为金被火灼之故。中风癫狂搐搦，是因火炽而风动，风趁火势，火助风威。水滋泉涌则木火自平。水蓄则土被水浸而脐腹丰满，州都之气不化则小便不利，水津之气不布则玄府不通，求之涌泉则水行而邪去矣。灸之妨步履，其效亦不及针。

二、然谷

　　　　然谷踝前然骨阴，阴挺阴痿及遗精。
　　　　阴痛多因寒疝动，阴虚乃教汗常浸。
　　　　坠堕腹中留恶血，不饥厌食水凌心。
　　　　脐风口噤咽喉痹，热病能除疟可停。

　　在内踝前然骨（内踝前高骨）之下，故名。少阴之脉贯脊属肾络膀胱，故多主前阴诸病，如妇人阴挺、男子阳痿、遗精、阴痛、寒疝、少腹胀、水气上冲心等症。少阴之脉循喉挟舌，故能治脐风、口噤及喉痹。又能益阴滋水，故能泄热除疟及治阴虚盗汗。坠堕恶血内留腹中，不得前后（即不得大小便），可先饮利药（即通利二便之药）而后取之（见《素问》及《甲乙经》）。刺然谷出血，使水不侮土，令人立饥欲食，常能获效。又主胸中寒，脉代，时不至寸口。

三、太溪

　　　　咳喘痰红唾似胶，内踝后五太溪邀，
　　　　寒疝肾虚阳不起，脉沉便难月无潮。

　　在足内踝后五分，动脉应手。冲阳、太溪二脉，俱为古人决生死之处。然太溪之脉须细按乃得，不若冲阳之明显也。咳喘唾血，口中如胶，脉沉，心痛如锥刺，肾虚阳事不起，疝寒，大便难，月经不调等皆可用之。针斜入，针尖对外沿踝骨后缘而进。亦可从太溪直透昆仑，而收一针两经两穴之效。

四、复溜

> 止者能流流者止，复溜二寸内踝偏。
>
> 肿胀淋癃行死水，遗精盗汗杜狂涓。
>
> 六脉依稀阳欲绝，伤寒烦热汗难宣。
>
> 舌干便秘皆津涧，营卫周流正气添。

在内踝上二寸，骨边稍后凹陷中，前与交信平齐，相距约五分。复溜与交信二穴，孰前孰后，诸书记载不一，无有定论。杨继洲针复溜时是先入三分，再沿皮斜向骨针一寸，是有一针贯二穴之妙矣。因其功用而有复溜之名。肾为水脏，如止者可以流，治水肿、癃闭之类是也。流者可以止，治遗精、盗汗、肠澼之类是也。《灵枢·热病》曰："汗出太甚，取内踝上横脉以止之。"当系指此。肾为生气之源，脉又络心注胸中，故六脉微细不见或无脉时，可深针以候阳回，脉生方可出针。腰者肾之府，故亦主腰脊强痛。他如齿痛及目不明亦效者，乃滋阴降火之力也。

五、阴谷

> 阴谷腘内两筋间，舌纵涎多腹满烦。
>
> 崩漏疝瘕阳事痿，股阴肿痛膝拘挛。

在膝内横纹端，大筋外，小筋上，屈膝取之。足少阴之脉入腹，从肾上贯肝膈，循喉咙，挟舌本，故能治胸腹烦满、舌纵涎出、崩漏、疝瘕、阳痿、膝内廉痛、膝不得屈伸等病。兼水分及三里，能利小便、消肿胀。

六、照海

照海内踝四分下，喉风目赤呕吐罢。

阴挺卒疝经不调，肠鸣肠风食难化。

咽中气核效曾云，小便淋沥功不亚。

癫痫夜发取阴跷，医林早已传佳话。

在内踝下四分，两足底相合，从内踝骨下方凹陷处取之。为阴跷脉所生，能滋阴降火，调经利湿。噤口、喉风以三棱针出血可安。厥气走喉不能言亦效。梅核气者，喉中如有物吞之不下，吐之不出，以妇人为多见。癫痫昼发灸阳跷（申脉），夜发灸阴跷（照海），内外彼此相对，同为治癫痫发作之名穴。治义与前穴大致相同。

七、水泉

水泉家住内踝缘，枯木逢泉眼力添。

月事能调阴不挺，泉通水道自涓涓。

在跟骨内侧上缘凹陷中，太溪直下一寸，照海直后。足少阴肾经之郄穴。有养阴益气、行瘀利水诸功。木因水而荣，水失通调，木自枯槁，肝属木，开窍于目，故能治目䀮䀮不能远视。统治小便淋沥、月事不调及阴挺腹痛等症。

八、大钟

> 跟内筋边叩大钟，腰伸腹减便能通。
>
> 咳喘停时胸不满，吐呕止后咽轻松。

在足跟内侧大筋边，照海后一寸五分，太溪外下约五分。治腰痛、腹胀、便难、咳喘喉鸣、胸满、呕吐、咽中食噎不得下等本经诸病，又能益气安神，而治惊恐不安。

九、交信

> 交信前旁复溜立，阴跷之郄医阴急。
>
> 二便不通经不调，盗汗阴挺赤白痢。

在内踝上二寸，骨边陷中，与复溜平齐，二穴相距约五分。为阴跷之郄穴。《难经》云："阴跷为病，阳缓而阴急。"故多主阴气偏胜，前阴及少腹诸病，如二便不通、月经不调、崩漏带下、阴挺、少腹痛及淋疝诸病，有固血止漏，调经益气之功。肾为元气之本，真阴之根源，能治盗汗者，乃滋阴培元之力也。

十、筑宾

> 筑宾五寸对太溪，吐泻狂言怒不支。

足腨寒痛婴儿疝，郄本阴维记取之。

在内踝上五寸，直对太溪。为阴维之郄穴。阴维起于诸阴之交而主一身之里，故能治呕吐涎沫，胃、心、胸、腹诸疾。阴维之脉随足少阴经上入少腹，故能治疝及足腨寒痛。狂言善怒者，肝气横逆也，阴维会足厥阴经之募穴于期门，故合二穴刺之，则肝可平而逆可降矣。

十一、大赫

大赫中极五分旁，阳痿虚劳是妙方。

尿急数频阴结缩，妇人带下刺为良。

在中极（横骨穴上一寸）旁五分。为前阴诸疾之有效穴。针比灸良。

十二、幽门

幽门五分平巨阙，腹胀时呕痛脓血。

喘咳逆气痛连胸，乳痈乳痛乳汁缺。

在巨阙旁五分。足少阴之直者从肾上贯肝膈，入肺中，循喉咙。支者从肺出络心，注胸中。故对肺、喉及胸、乳诸疾收效较多。胃之下口亦名幽门，内外相应而治腹胀呕吐，泄痢脓血诸病，功自独多矣。

十三、俞府

> 俞府二寸对璇玑，上气喉鸣久喘奇。
>
> 呕吐不停胸胁痛，腹膨如鼓食难思。

在府舍下，璇玑旁二寸，对咳逆、上气、久喘，用之有效。治义同上。阴维之脉伴足少阴经入少腹，过足太阴经之府舍、大横、腹哀，沿胁肋、会足厥阴经于期门，再上出胸膈。因之对足太阴经及厥阴经之病，用之亦效。

第三节　足厥阴肝经九首九穴

一、大敦

> 拇角丛毛有大敦，破伤尸厥小儿风。
>
> 囊肿丸塞阴挺出，血崩腹痛尿频仍。
>
> 善住胃疼须出血，专攻七疝伴阑门。
>
> 产后胎前毋着艾，交经缪刺效方增。

在足大趾次趾侧，甲角边丛毛中。专主厥阴风木之病，而收平肝熄风、舒筋活血之效。胃脘痛刺之出血立已。因厥阴之脉过阴器、抵小腹，故对囊肿、丸塞、阴挺、血崩及尿频等皆效（妇人血崩，灯火爆大敦穴，再发仍于原处爆之）。且为治疝之名穴。伴阑门尤良（阑门为经外奇穴，在阴茎旁二寸）。

病在左取右，在右取左。妇人胎前产后百日内皆不宜灸。

二、行间

> 行间大次趾叉间，咽肿头疼腹满烦，
> 咳嗽血痰胸胁痛，面红目赤泪泛滥，
> 呃逆吐呕肠滑泄，惊风不寐四肢寒，
> 疝痛尿遗经不止，转筋脚气效非凡。

在足大趾、次趾间，距趾缝约五分。足三阴之脉唯有足厥阴经能上头会督脉于巅顶，故能治头目、胸胁、肠胃及本经之风木诸病。《灵枢·五邪》曰："邪在肝，则两胁中痛……取之行间。"故对胁痛之效甚显。

三、太冲

> 太冲莫误作冲阳，动脉还居后上方。
> 崩淋癫疝皆能住，便秘膨呕更可当，
> 霍乱转筋腰作痛，头痛胁痛疸成黄，
> 惊风浮肿皆堪赖，足健筋舒步履强。

在足大趾、次趾之间，歧骨尽处，微前二三分，细按有动脉应手。其后上方之冲阳穴动脉显明，实大满指，古人常与太溪并论，即所谓趺阳是也，为测候病人安危之处。由于太冲与冲阳相距极近，故亦可以作为脉诊之用，但远不及冲阳为诊家之所重也。所主皆肝胆风木之病。左右太冲与左右合谷并用，称为四关，功用广溥，尤为时重。

四、中封

内踝仰足取中封，寒疝遗精小便癃，

厌食腹膨肠绞痛，偕同三里足多功。

在足内踝前下方约一寸，仰足时有凹陷处。能舒筋散寒，对前阴诸病有著效。五行属金，故又能伐木培土而治肚腹病。合足三里不但治腿脚病效良，治肚腹病更相得益彰。足多功，语义双关。

五、曲泉

膝内中央大骨边，屈膝端身取曲泉。

男子疝瘕女阴挺，失精癃闭痛引咽。

在股膝内侧中央，膝腘横纹之上端，沿大骨边凹陷中取之。多主厥阴经脉、下腹及腿足诸病。能治少腹痛引咽喉者，乃厥阴之脉过少腹入颃颡之故耳。

六、蠡沟

内踝上五出蠡沟，疝痛丸搴溺自流，

月事失调崩漏下，足寒胫冷步难收。

在内踝上五寸，胻①骨面上，与中封直对。为足厥阴之络别走少阳。所治皆足厥阴风木之病。针尖沿骨向上或向下，直刺伤骨少效。

七、中都

中都本是肝经郄，内踝上七胻骨立，

胫寒膝冷步蹒跚，癩疝崩中与肠澼。

在内踝上七寸，蠡沟直上二寸、胻骨面上。足厥阴肝经之郄穴。刺法同蠡沟。

八、章门

欲取章门藉肘尖，吐呕泻痢痞能瘥，

呃逆气冲胸胁满，水停便秘肚皮圆。

正身垂肘，在肘尖尽处季肋下取之，故一名肘尖。为脾之募，脏之会。功能降逆消痞，行水通便。季肋下有痞块灸之良。

九、期门

期门直乳不容平，此穴由来早失真。

吐泻目黄胸结满，谵狂邪热入于营。

---

① 胻：音衡（héng）。脚胫。

为肝之募穴，古人屡屡推举，但就穴位言人人殊，各书不一，盖早已失真。直乳下二肋间内与不容相平，差为近是。《图经》云："在不容旁一寸五分，直两乳第二肋端。"汪琥曰："第二肋当从下数起，恰在软肋之两端是穴。"伤寒热入血室，男子妇人血结胸满，非此不可。谵语狂乱，胸中烦热，面赤目黄，口渴，霍乱吐利，皆主之。

第四章　足三阳经

第一节　足太阳膀胱经三十一首四十七穴

一、至阴

> 至阴小趾外侧角，退热发汗祛久疟，
> 鼻塞头风胁肋疼，尿闭精遗胎不落。

　　在足小趾外侧，去甲角约一分。太阳之脉过巅贯脊走足，行至本穴阳尽阴生，交于足少阴之涌泉，故名至阴。太阳主一身之表，故能发汗退热、治外感风寒。疟疾与胁肋疼，本为少阳之见症，太阳为诸阳之首，会诸阳脉于大椎，故亦主之。少腹为太阳经腑聚会之处，故能治尿闭、遗精及难产。尤以难产，常以右侧为有效。目病及鼻衄、鼻塞亦多采用。当衄血不止时，可用绳扎足小趾，左取右，右取左。针时针尖可斜向上方，孕妇忌灸。

二、足通谷

> 膀胱通谷居于足，肾之通谷居上腹。
> 头疼目眩鼻涕多，宿食不消留饮蓄。

在足小趾外侧本节前凹陷中，屈趾当横纹之端。此属足太阳经之通谷，与足少阴经居于上脘旁五分之通谷有别。除能治太阳之表证及头目病而外，并能除结积留饮，是因水道通调而下输膀胱之故。能主宿食不消，亦系行水利湿之功。水道通调，留饮不蓄，则中宫自健矣。

三、束骨

腰髀如折腘如裂，穴名束骨真妙绝。

小趾节后侧边求，耳聪目明肠不泄。

在小趾外侧本节后，赤白肉际凹陷中。腰背痛如折，髀不可以屈，腘如结，腨如裂，颈不可以回顾，耳目等本经病悉治之。束骨之名可能即由此而来。兼主肠澼泄痢，是因水道通调则清浊自分，而泄痢自止矣。

四、京骨

骨名京骨穴同名，解热除烦善定惊，

颈项轻松头目爽，腿腰之用在舒筋。

小趾本节后大骨名京骨，穴在其下故名。太阳主人身之表，其行在背，表解则热除而烦自止，惊亦可定矣。治头目及腰腿病，是与经脉之分布有关。

五、昆仑

外踝后五是昆仑，华盖华巅疾可平，

高可熄风安痉疯，重能催产下胎衣，

隔日汗多频发疟，鸡鸣腹泻是传尸。

若遇转筋腰髋痛，一拜名山力便知。

在外踝后五分。头为华巅，能愈目眩、目痛、头风及鼻衄等头部诸疾，是因太阳之脉环头下行之故。能治咳喘、胸满，因肺为华盖、水之上源，膀胱之水道能调，逆气下降则咳止矣。难产胎衣不下、腰髋疼痛及霍乱转筋诸病，皆属经脉之气阻抑所致。太阳主一身之表，与诸阳脉会于大椎，故能解表退热而除疟。鸡鸣腹泻即传尸骨蒸之瘰痢是也，壮水以制火，则痨热退而瘰痢亦止矣。穴以名山称之，其要可知。

六、委中

从来腰背委中求，疗疖痛疽效更尤。

霍乱何愁筋转急，风痹不怕膝如钩。

腰痛肾虚针不得，尿遗盗汗泻堪扰。

热实痛深须放血，宜针可灸艾能投。

在膝腘横纹中央。《灵枢·本输》曰："委中，腘中央，为合，委而取之。"故名。功能泻热开郁，通络行瘀。《集成》云："委中者，血郄也，凡热病汗不出、小便难、衄血不止、脊强反折、痉疯、癫疾、足热、厥逆不得屈伸，取其经血立愈。"《图翼》

及《集成》又曰："凡肾与膀胱实而腰痛者，针出血妙。虚者不宜针，慎之。"《太乙歌》认为虚汗盗汗宜补委中。后人凡遇腰痛，不问虚实概针之，实为不当。《素问·刺禁论》曰："刺郄，中大脉，令人仆，脱色。"注之者曰："郄中即委中也。"似有句读之误。郄者血郄也，刺血郄而中大脉，则血夺人仆而色脱矣。委中为血郄之大者，中之则有血出不止之患。在热深气滞如欲放血时，患者须挺身扶墙而立，对其四周浅表青络脉点刺，常有显效。《铜人》云"禁灸"，因穴在腘中，故不宜直接灸；如用艾火熏之，则无碍。

七、仆参

仆参昆仑下寸五，跟骨上缘陷中取。

癫狂中恶霍乱呕，足痿腰疼盘跟楚。

在昆仑直下一寸五分（《集成》作二寸），跟骨上缘凹陷中。别名安邪，对癫狂与中恶其要可知。《灵光赋》曰："后跟痛在仆参求。"《杂病穴法歌》曰："仆参内庭盘跟楚。"与内庭同用或独用均可。其治腰痛、足痿与霍乱转筋诸病，义不赘述。如采用针刺，则令患者伸直双足，可左右同时取用。如用灸法则必须令患者侧卧，仅能先取一侧，再取另侧。但《甲乙》《资生》《铜人》与《聚英》等书仆参条，均有拱足得之之说。《聚英》并有歌曰："腰痛不能举仆参，二穴跟骨下陷寻，拱足取之三壮灸，指日可保病不侵。"所谓拱足取，即两足掌相对，双足合拢，如拱手之状，以取商丘、照海、然谷、公孙等穴为宜。而对足太阳经之足部各穴，决无拱足取穴之理。以讹传讹，以至于今，从无异议，良可慨也。

八、申脉

申脉阳跷脉所生，外踝下五痉能平，
上治牙疼头眩痛，下医足肿膝难伸。

在外踝直下五分陷中。阳跷脉所生，治昼夜痉。洁古谓痫疾昼发取阳跷，夜发取阴跷。主头目及脚膝诸病。

九、跗阳

跗阳本是阳跷郄，踝上三寸筋骨隙。
头重颎痛腰胯疼，霍乱转筋难久立。

在外踝上三寸，昆仑直上，稍偏向前，筋骨之间。阳跷脉之郄穴，主足太阳及阳跷经脉之病，而以下肢风痹不仁为尤效。

十、飞扬

外踝七寸取飞扬，腰膝酸疼步不良，
发汗除寒能截疟，祛风止眩愈癫狂。

在外踝直上七寸，直对昆仑。为膀胱经之络，别走肾经。主脚腨酸肿，战栗不能久立，体重坐起不能，有能使步行如飞之说，故名飞扬。除头风、目眩，愈癫狂者，因太阳之脉自巅顶而下行也。能解热、发汗、截疟者，因太阳之脉总统诸阳，主一身之表也。

十一、承山

两腨任重可承山，扑损腰疼膝肿颏，

霍乱转筋儿瘼疭，痔疮肿痛便艰难。

在腨肠分肉中间。能负一身之重，承山之名，即由此而来。《肘后歌》云："打扑伤损破伤风，先于痛处下针攻，后向承山立作效，甄权留下意无穷。"对扑损腰痛，转筋瘼疭，历来推为名穴。足太阳经之支者从腰下贯臀入腘中，故能通大便而消痔肿。兼长强治痔更妙。

十二、委阳

委中外寸是委阳，三焦下腧络膀胱。

虚则遗尿实癃闭，胸腹胀满腋肿当。

在委中外开一寸。为三焦之下合穴、足太阳经之别络。《灵枢·本输》曰："三焦下腧在于足大指之前，少阳之后，出于腘中外廉，名曰委阳……并太阳之正，入络膀胱，约下焦。实则闭癃，虚则遗溺。遗溺则补之，闭癃则泻之。"除为下焦膀胱病之要穴外，对胸腹胀满、腰背疼痛、腋下肿痛及腿足挛痛亦效。

十三、八髎

上次中下共八髎，主治功多在下焦。

前后二阴腰腿患，肠风泄痢尽罗包。

上髎在十八椎下两旁，小肠俞之内侧，第一骨空中。次髎在第十九椎下两旁，膀胱俞之内侧，第二骨空中。中髎在二十椎下两旁，中膂俞之内侧，第三骨空中。下髎在二十一椎下两旁，白环俞之内侧，第四骨空中。左右共八穴，合称八髎。其主治功用举凡下焦前后阴、大小肠及腰腿诸症，几乎无不包罗，但针必须确入骨空中方有效。

十四、膀胱俞、胞肓

膀胱俞侧寄胞肓，十九椎旁一字行。

便秘尿遗肠泄痢，腿腰少腹尽堪当。

膀胱俞在十九椎下两旁去脊边寸半，去脊中二寸。再平开寸半为胞肓。膀胱为尿胞，胞肓为膀胱俞之附属穴也。故二穴对前后阴及腰脊下肢诸病，如腰脊强痛、下肢酸软麻疼、肠鸣腹泻、二便不通、脱肛便血及女人崩带等病皆有显效。

十五、小肠俞

小肠俞十八椎侧，泄痢脓血尿不出。

三焦液少口中干，月事不调精早泄。

在十八椎下两旁去脊边寸半，去脊中二寸。小肠主液所生病，故用以治液少津伤、小便赤涩不利、口干难忍等病。泄痢脓血者，小肠之本腑病也。少腹为膀胱之所居，前阴为膀胱之门户，故女人月事不调、男子遗精早泄等少腹及前阴诸病亦效。对腰痛及下肢风寒湿三气之病，其用自不待言。

十六、大肠俞

大肠俞平十六椎，大肠有病当首推，

水谷不分成洞泄，脐连腹痛欲成痈，

止痢又能通便秘，溲通更可治遗精，

肛脱能收经不痛，腰痛何须策杖行。

在十六椎下两旁，去脊边寸半，去脊中二寸。泄痢或便溏为大肠之腑病，小便不通或遗尿为膀胱之腑病。膀胱经为大肠俞之所寄，故均主之。对肠痈尤效。他如腰疼脊强及妇女痛经等亦为常用。

十七、肾俞、志室

生气之原有肾俞，椎平十四择邻居。

一身肿满州都困，腹满雷鸣矢气多，

腰痛耳鸣皆肾败，遗精早泄水将枯。

寸半平肩携志室，主行仆效补诸虚。

肾俞在十四椎下两旁，去脊边寸半，去脊中二寸。肾为十二经生气之源，故能统治诸虚百损，以及水道不通、全身水肿、肠鸣洞泄等病。四肢厥逆，灸良。外开寸半是志室，其功大致与肾俞同。

十八、三焦俞

> 三焦俞十三椎侧，呕吐肠鸣不消食。
>
> 小便不利腹便便，腰痛头疼痢赤白。

在十三椎下两旁，去脊边寸半，去脊中二寸。对上焦之头目病亦治，但主要以中焦水谷不化及下焦之决渎不行为主。

十九、胃俞、胃仓

> 十二椎旁取胃俞，胃仓并立胃寒除。
>
> 水肿吐呕皆土败，瘦羸喘咳是金虚。

胃俞在十二椎下两旁，去脊边寸半，去脊中二寸。再平开寸半是胃仓。胃为仓廪之官，水谷之海。胃阳不振则水谷不化，而痞满、嗳气、吞酸、呕吐等诸症皆作矣。施以灸补，温中除寒而助其运化，则诸症自除。土衰则金无所养，故喘咳、虚劳、羸瘦等亦主之。热蕴中焦，腐浊熏蒸，因而渴呕阻胀者，针泻得宜，效亦匪浅。

二十、脾俞、意舍

> 脾俞十一椎旁立，平开寸五意舍及。

泄痢黄疸慢惊风，腹胀水停兼膈噎。

脾俞在十一椎下两旁，去脊边寸半，去脊中二寸。再平开寸半是意舍。功能补中培土，行湿化浊。二穴同主水肿鼓胀、噎膈不嗜食、泄痢、黄疸以及小儿慢惊等症。

二十一、胆俞、阳纲

病在少阳半表里，胁痛喜呕口作苦。
胆俞取自十椎旁，黄疸阳纲同配伍。

胆俞在十椎下两旁，去脊边寸半，去脊中二寸。其治以少阳之见症为主。阳纲在胆俞旁一寸五分，与胆俞同伍为治黄疸之成方。

二十二、肝俞、魂门

肝俞寸半九椎旁，补血祛风是妙方。
两目昏花难见物，失眠惊悸发癫狂。
气短胁疼痰带血，疝冲乳少满身黄。
更有魂门横寸五，头疼眩晕便时溏。

肝俞在九椎下两旁，去脊边一寸半，去脊中二寸。以祛风养血，定惊安神为主。肝开窍于目，故为明目之妙穴。肝者将军之官，为谋虑之所出，故能治惊悸、癫狂及神魂不安诸病。肝脉贯膈布胁肋络胆，肝气横逆，故发为胸疼气短、咳痰带血、乳少及黄疸等病。肝脉过阴器、抵小腹，故能治疝及少腹绞痛。取肝俞宜多灸、多补，少针，并须取足三里以下气。肝藏魂，魂门平齐肝俞一寸五分，与肝俞所主大体相当。兼能祛风而治头痛、眩晕，伐木而治肠鸣食不下及大便不节等症。

二十三、膈俞、膈关

膈俞寸半七椎侧，呃逆吐呕难进食，

骨蒸劳热嗽频频，诸血妄行盗汗出，

腰脊痛强一身疼，瘰疬喉痹咽如塞。

膈关外开寸半横，彼此依维功仿佛。

膈俞在七椎下两旁，去脊边一寸五，去脊中二寸。再平开寸半是膈关。二穴功用仿佛。《难经》曰："血会膈俞。"故诸血病皆宜灸之。如虚损痨瘵、吐血衄血、血热妄行、脏毒便血等皆可用之。膈关治血病亦妙。《集成》曰："此亦血会，治诸血病。"膈者隔也，具有关格之意。喉痹则水浆格拒而不入，瘰疬则经脉格拒而不通，反胃则饮食格拒而不下，膈关斩关开隔，效可知矣。除腰脊强痛自不待言。

二十四、心俞、神堂

五椎寸半取心俞，为实为虚补泻殊。

唇赤汗多癫痫实，健忘早泄目昏虚。

心能藏神神有堂，心俞外侧寸半量。

降气宽胸平咳喘，脊腰强痛亦为良。

心俞在五椎下两旁，去脊边寸半，去脊中二寸。为治心气不宁、恍惚健忘和心火炽盛、唇赤汗多及癫狂、惊痫之要穴。心肾不交、头目昏花及早泄等亦主之。当以虚实而施补泻。神堂平齐心俞，外开一寸五分。对火盛灼金、咳喘上气以及经脉郁滞，腰脊强痛等亦效。

二十五、厥阴俞

厥阴俞应心包络，四椎两侧寸半着。

留饮结积胸满呕，咳逆心疼皆可却。

在四椎下两旁，去脊边寸半，去脊中二寸。《聚英》曰："或曰：藏府皆有俞在背，独心包络无俞何也？曰：厥阴俞即心包络俞也。"如此则六脏六腑之俞皆具备矣。所主皆本经及本脏之病。

二十六、膏肓

病入膏肓自古惊，诸虚百损费沉吟，

记取四椎三寸外，下陵同灸建殊勋。

在四椎下两旁，去脊边三寸，去脊中三寸五。屈脊两手抱肩取之。能调营和卫、扶阳济阴，凡诸虚百损无所不治。尤以痨瘵、传尸骨蒸、上气咳逆、吐血失精等病效佳。少针多灸，可百壮至五百壮，当有所下或感有如水流之状。若无停痰宿饮则无所下也。必须同时灸下陵（即足三里穴）或于脐下气海、关元、中极等穴，择一同灸，引火气下行，以免虚火上泛，上焦作热。

二十七、肺俞、魄户

> 肺俞寸半魄户三，同在三椎左右担。
> 咳嗽吐红因肺痿，干呕呃逆必心烦。
> 项强背疼皆可治，传尸痨瘵效非凡。
> 肺俞灸后思三里，丰隆同佐是多痰。

肺俞在三椎下两旁，去脊边寸半，去脊中二寸。再平开寸半为魄户。同主传尸骨蒸、虚劳肺痿、咳嗽吐红及腰背强痛诸病。灸之则宣肺散寒，针之则清金降气。治吐呕及呃逆者，手太阴之脉循胃口也。二穴皆忌深针，以不超过八分为宜。着灸时与膏肓同。亦宜与足三里同灸以降火气。痰多者可同时取丰隆。

五脏之俞皆在背，且常有一辅穴居其旁。肺藏魄，魄户即在肺俞旁。心藏神，心俞左有神道，右有神堂。肝藏魂，肝俞外侧有魂门。脾藏意，脾俞外侧有意舍。肾藏志，肾俞外侧有志室。他如膈俞外有膈关，胃俞外有胃仓，胆俞外有阳纲（经云：胆者中正之官，决断出焉，十一脏皆取决于胆。阳纲之名，由此可知）等皆是。顾其名而知其义，审其部而知其用，效莫大焉。

二十八、风门

> 咳嗽头疼热势增，二椎两侧有风门。

鼻塞痰多邪在表，吐呕烦闷脑昏沉。

在二椎下两旁，去脊边一寸五，去脊中二寸。为足太阳经与督脉之会。乃祛风解表及泻热之要穴，腰脊强痛亦效。

二十九、大杼

第一椎旁一寸五，外感风寒数大杼，

头疼身热嗽频频，项强喉痹痉皆主。

在项后第一椎下两旁，去脊边一寸五，去脊中二寸。为督脉之别络。骨之会。统治太阳在表及本经经脉诸病。

三十、天柱

天柱将颓眩晕生，头疼项强脊难伸。

眼足拘挛难久立，失眠哮喘亦堪称。

于项后入发际一寸五分之哑门穴，外开一寸三分处取之。功能醒脑安神，舒筋降逆。头为天而脊为柱，脑醒则头目清澈，筋舒则腰脊和利。天柱之名，信不诬也。

三十一、睛明

睛明能教目睛明，目病多般一扫平。

直刺深针毋捻转，头疼鼻塞亦通灵。

在目内眦外一分宛宛中，对目部诸病殊有验，尤以目赤痛从内眦始者。憎寒、头痛、鼻塞亦效。《铜人》云,针一寸半,留三呼,雀目者可久留针,然后速出针,禁灸。《资生经》认为《铜人》误以一分为一寸,因之后人多不敢深针,是王执中一言之误也。针时沿骨直刺,可深达一寸至一寸半,浅者少效,不可捻转。《铜人》之说甚是,不可妄议其非。

第二节　足少阳胆经二十首二十三穴

一、头窍阴、足窍阴

窍阴有二少阳生,下居四趾上耳根。

头目耳喉胁同治,梦魂颠倒足边寻。

足窍阴在足四趾小趾侧,去甲角约一分。头窍阴在耳后浮白穴下一寸,完骨穴之上方。二窍阴皆为胆经所出,而头足用则有别。头、喉、耳、目、胸、胁部诸疾,两者大致相同,而治疗魇梦则为足窍阴所独有。夜梦不宁,心气不足也,虚补其母,故取之于少阳之井。与厉兑及隐白同功,并用亦良。

二、侠溪

小四趾蹼侠溪居,耳目能聪胁痛除。

热病何忧汗不出,足疼可已趾挛拘。

小趾、四趾合缝处是穴。溪乃山洼之水流处，穴在小趾、四趾间侠缝处凹陷中，故有此名。对耳目病及胸胁痛有验，亦有发汗退热之功。

三、头临泣、足临泣

> 临泣上下居头足，上入发五直对目。
> 下在四趾节后边，侠溪之后一寸六。
> 下治头喉胸胁疼，行水调经舒气促。
> 上除惊痫与中风，鼻塞目翳皆可属。

足少阳经之临泣与窍阴同，亦有头足二穴。头临泣在瞳孔直上入发际五分。足临泣在足四趾本节后凹陷中，去侠溪一寸六分。足临泣主气喘，胸胁疼痛无定处，及耳、目、头、项、喉、齿诸疾。治月经不调，浑身水气，疟疾及乳痈等亦效。头临泣主卒中风、癫痫、目反视不识人、鼻塞、目不明、多涕泪及目生白翳等症。上下临泣所主虽有相同与不同，但足临泣其效显著而用之亦多。

四、丘墟

> 外踝前下是丘墟，胆木之原效不虚。
> 泻火常教头面爽，祛风能令骨筋舒。
> 痛无常处周痹效，疝气奔豚少腹苏。
> 更有奇功须记取，疟生寒热定能除。

在外踝骨前横纹凹陷中。功能舒筋泻热，截疟祛风。热泻则头目自爽，筋舒则百节自利。故能主齿痛、耳聋、咽肿、目翳被瞳、项背拘急、下肢转筋以及足踝扭伤等症。肝主风，与胆为表里，周痹痛无常处者，风气胜也。寒热往来，本为少阳之见症，故疟生寒热用之有显效。高武治疟歌曰："此疾兼治丘墟穴，叮咛医者识此文。"洵属经验之谈。

五、阳辅

外踝上四求阳辅，百节酸疼膝下浮。
腋肿喉痹头角痛，振寒口苦疟能除。

在足外踝上四寸，微前三分。治百节酸痛、风痹不仁、下肢浮肿、偏头痛、目外眦痛、喉痹、口苦、肋痛、马刀挟瘿及寒疟等少阳经脉诸病。

六、阳陵泉

筋会穴名阳陵泉，膝下一寸辅外廉。
口苦喜呕胸胀满，转筋霍乱发狂癫，
头风面肿虚劳咳，冷痹顽麻手足挛。
二陵二跷三里伍，曲池远达是真传。

在膝下一寸，辅骨外廉凹陷中。为筋之会，故所主均为经脉之病及少阳主见症。肝胆火炽，上扰清空，或发为癫狂，或发为头风面肿。经曰"疾高而外者取之阳之陵泉"是也。木火刑金则发为痨嗽，熄风清热则诸症自除。阳陵、阴陵、阳跷（申脉）、阴跷（照海）以及足三里等，同为治脚气膝肿及转筋之名穴，伍伴同用其效更增。曲池在上肢为手阳明经之合穴，阳陵在下肢为足少阳经之合穴，上下同用，治半身不遂实有良效，见《百症赋》。

七、悬钟

外踝三寸叩悬钟，项强喉痹鼻出红。
胃膨食减虚劳嗽，胁痛腰疼便不通。
下腹有疴皆可用，缠绵久疟更多功。
三阳络与三阴对，阴阳内外一针通。

一名绝骨，一名绝髓会。在足外踝尖上三寸，动脉应手，重按则搏动止矣。肝胆之木火上炎，则为喉痹、脑疽、鼻干、鼻出血、颈项强直及烦满狂乱。土被木贼则为胃膨不嗜食。木盛侮金则发为虚劳咳嗽。少阳之脉从头循身之侧抵于足，故治腰疼胁痛、膝胻肿、半身不遂及脚气皆效。治足踝扭伤尤有著效。肝经之脉抵小腹循阴器，与胆为表里，故能治阴急、二便涩滞及肠痔血瘀。治疟与丘墟同义。《甲乙经》谓此穴为足三阳之大络。与三阴交会之三阴交内外相对，可以一针贯二穴，其效当更显也。

八、光明

> 多般目疾取光明，胫痛腑酸策杖行。
>
> 针到外踝上五寸，热除还教汗浸淫。

在外踝上五寸，直对悬钟。为足少阳经之络，别走厥阴经。肝开窍于目与胆为表里，功能祛风泄热，故善治诸般目疾，并由此而得名。腑酸跗痛不能久立者，血不荣筋也，风除血活则筋自舒矣。治热病汗不出亦效。

九、外丘、阳交

> 外丘阳交共比肩，外踝之上七寸连。
>
> 外丘在前为胆郄，阳交阳维郄后偏。
>
> 膝足酸麻均借重，惊狂胸满治同源，
>
> 喉痹项强义不远，犬伤脱肛外丘专。

外丘（胆经之郄穴）与阳交（阳维脉之郄穴）同在外踝上七寸。外丘在前，阳交在后，二穴相距约五分。外丘高阳交约三分。二者功用亦大体相同。如胸满、惊悸、腿足无力等，二者皆可主之。阳交主喉痹，外丘主颈颔肿，其用亦不远。外丘能收大肠治脱肛，殆因胆之筋结于尻及会于长强之故欤？古云恶犬伤毒不出，速灸外丘及灸所啮处。然二穴相距极近，又未必与阳交无关也。

十、风市

> 正身垂手寻风市，中指尖端穴是真，
> 瘫痪麻疼风可出，身无瘙痒足能伸。

在膝上外廉两筋中，正身垂手，中指尖尽处是穴。其效主为舒筋祛风，故治全身瘙痒、麻痹、大风瘾疹、腿足无力及脚气等皆效。

十一、环跳

> 环而不跳腿难伸，穴在髀枢侧卧寻。
> 湿痹冷风腰胯痛，遍身风疹效曾云。

在髀枢中，两足并立有凹陷处，侧卧伸下足屈上足，一手摸穴，一手摇撼大腿，当大骨空处取之。为足少阳、太阳、太阴之会。半身不遂、腰膝及下肢麻痛用之有著效。遍身风疹及疟疾亦可用之。

十二、带脉

> 带脉围身如束带，直下章门寸八在。
> 腹满腰溶经不调，里急后重疝偏坠。

在章门穴下一寸八分。《难经》曰："带之为病，腹满，腰溶溶若坐水中。"对月经不调、崩漏带下、疝痛、小腹痛以及里急后重等常须用之。

十三、京门

京门十二肋端开，腹胀能消水可排。

洞泄不生腰胯利，肾之募穴岂虚传。

在十二肋骨端下际约五分。直对章门外开二寸，肾之募穴。能通调水道，消肿利小便。对肠鸣洞泄、腰胯不利、腹胀不得息等亦有著效。

十四、日月

胆募高悬日月边，吐呕宿食夹吞酸。

黄疸胁痛少腹热，精神恍惚发狂言。

在期门下五分，乳下三肋间。胆之募穴。故所主多属足少阳经之腑病。胆者，中正之官，决断出焉。决断无权故发为精神错乱及狂言。

十五、肩井

肩井居肩对缺盆，搭肩中指认须真。

涎上中风人不语，臂疼项强手难伸。

扑损肾虚腰胯痛，劳伤逆气嗽连声。

脚气上攻胎不下，吐呕宜灸乳痈针。

在肩上凹陷中，缺盆上，大骨前一寸半。患者本人以左手搭右肩，右手搭左肩，食指近颈根，中指扪得凹陷处是穴。

为手足少阳、足阳明经及阳维脉之会。功能祛风舒筋，如治中风气塞、涩上不语、颈痛项强、肩背腰髋疼痛、手不至头等皆效。又可调气降逆，如治劳伤逆气、上气短气、脚气上冲、呕吐反胃（男左女右，灸三壮）及难产等皆效。治乳痈者乃开肝胆之郁，通阳明之结，及调理三焦气血之功也。

此穴为真气之所聚，内连脏腑，针八分左右，亦可深针。杨继洲曰："针二寸效。"但必须分部进针，渐入渐深；过深过猛，必有晕针之患，当补足三里以救之。难产针双肩井用泻法，不论有无晕针，均宜同时取足三里以调气。以多补少泻，平卧进针为要。

十六、风池

风府两侧是风池，外感风寒热不支。

巅顶有风皆可治，脊腰痛彻亦当思。

在风府两侧，天柱穴外八分稍下些。外感风寒、发热、汗不出及疟疾等为主治。头面诸风，如中风、气上耳塞、吐涎昏迷、偏正头痛、项强目眩、迎风泪出、鼻血或多涕均效。腰脊痛、伛偻亦常采用者，乃因足少阳之脉既会督脉于大椎，又会足太阳于大杼，有祛风舒筋之功耳。

十七、脑空

脑空头痛眩生风，下对风池寸半通。

痨瘵虚羸常发热，癫风引目气怔忡。

在风池上一寸五分。主头痛，目眩，项强，心悸，发即为癫风引目眇，鼻塞等少阳之经脉病。主虚劳体热者，概因肝与胆为表里，肝藏血，且为相火之所寄，血不足则阴虚而发热。肝气逆则犯肺而致咳，且风火燔炽则阴液耗损，痨瘵亦随之而生。取之脑空，风火平则阴液自滋，而虚劳发热亦可因之而止矣。

十八、上关

耳前骨上开口空，上关穴在善追风。

齿痛青盲唇吻强，深针内陷耳成聋。

一名客主人。颧弓上缘凹陷处。治口、眼、齿、耳诸病及瘰疬发痉。针三五分，禁深针。《素问》王冰注云："刺太深则交脉破决，故为耳内之漏。"一曰："针上关不得深，下关不得久。"

十九、听会

听会耳尖瓣下住，张口有空宜衔箸。

耳聋耳鸣口眼㖞，牙车脱臼齿遭蠹。

在耳屏下，开口有空，宜于口中衔箸后取之。对耳聋、耳鸣有著效，治中风、口眼㖞斜及龋齿疼痛效亦佳。可深针至一寸。

二十、瞳子髎

外眦五分瞳子髎，翳膜青盲泪自抛。

头痛喉痹均可用，沿皮斜刺效方高。

在目外眦五分处。能治多种目病，对偏头痛及喉痹亦效。所主皆头部足少阳经脉病。针尖宜沿皮向下方斜刺。

第三节　足阳明胃经二十六首二十七穴

一、厉兑

厉兑居足功在巅，鼻喉口齿疾能瘥。

饮食不思缘腹胀，步行艰楚是筋挛。

祛风发汗除烦热，定眩扶危愈痫癫。

补土乃能消水肿，相偕隐白梦魂安。

在次趾小趾侧，去甲角分许。对头部诸疾如面肿、颈肿、喉痹、上齿龋、口渴、口喎、鼻衄、唇吻干裂等皆效。是因足阳明之脉起于鼻之交頞中，入齿挟口环唇，循喉咙之故。饮食不思，水肿腹胀，是本腑病。步行艰楚，是经脉病。阳明本属多气多血，如再因胃之阳盛热极或气血亢盛，轻则出现烦热，重则发为癫狂。亢盛得夺，则火平而风自不生，热解而癫狂可定。脾藏意与志，脾胃互为依辅，不足得补则魂梦自安，有余得泻则神思自静。故偕隐白能治魇梦不宁。

二、内庭

食积中焦痞满生，或为泄痢腹膨膨。

喉痹牙疼肢厥冷，次中合缝内庭登。

在次趾、中趾合缝处微上。主治食积中焦，痞满不化，或泄痢及腹膨等病。治口、齿、喉、鼻病，与厉兑同。四肢厥冷是中焦之阳气不布，其功主胃气旺，则手足自温。

三、陷谷

由来土陷能容水，水肿能教陷谷容。

无汗振寒将发疟，肠鸣气噎是多风。

土败脉弦须用泻，气冲疝痛补无功。

肚腹痛常兼下脘，腿健无忧足肿红。

在次趾本节后陷中，去内庭二寸。治头面及全身水病者，乃补土胜水之力也。肠与胃相连，逆气上冲则噎，风气搏击则鸣，故主肠鸣及气噎者下气之功也。无汗、振寒、肺气阻抑也，土能生金，虚补其母，表得解而汗可出，疟亦可止矣。《集成》云："胃脉弦者泻此，木平而胃气自盛。"因陷谷为输木，故泻之能平木培土。胃之经脉下腹里，至气冲，如经脉气急而为疝痛及小腹急痛时，当泻而不当补，义自可知。兼下脘治肚腹病，颇有良效。脚气疼痛红肿是近取之功也。

四、冲阳

> 高居冲要号冲阳，疾卜安危要义长。
> 腹满偏风虽可取，慎针少灸免灾殃。

一名跗阳，在足面最高处，动脉应手，历来为仅次于寸口诊察疾病安危之要穴。虽然对偏风口㖞及腹坚大不嗜食等病，各书均记载其效，但无论为针为灸，稍有不慎即有出血不止之患。故特示于此，以期重视。

五、解溪

> 解溪足腕跗纹横，退热安神汗可通。
> 吐利忽然成霍乱，喘攻气逆眩生风。
> 胃胀腹膨肠下坠，怔忡狂乱目睛红。
> 踝趾扭伤皆可治，一针斜向足跟中。

在足腕上系鞋带处，腕横纹中，故一名鞋带。虽能降气祛风，安神发汗，但以退阳明之实热为主。因热退则气不升，火不布，神可安，风可定，而汗亦可通矣。咳喘、头风眩晕、目睛红、狂妄怔忡，均将因之而平息。霍乱转筋、腹膨及大便下重以及足部扭伤等，均属足阳明经腧分内之事，自可奏效。针时针尖斜向足跟而进，深可寸半或更多。

六、足三里

金针自古推三里，百病皆除胃独高。

霍乱噎膨安戊土，瘦羸厌食理风痨。

木有所滋风自定，金能得养喘方消。

腿酸脚肿寻常事，水道能通便可调。

在膝下三寸，胻骨外廉宛中。功能调脾胃而助运化，理元气而补虚劳，发汗退热，下气定喘，自古推崇为百病皆治之要穴。其用虽多，主要则以本经本腑之病为主。如吐泻、噎膈、腹满、腹痛等类皆是。土能生金，土衰而金无所养，则咳喘动而痨瘵作矣。木因水而滋，水得土而制。水失所制，不但木因水泛而不荣，发为惊痫、瘈疭，而肾亦因水溢而满蓄。水道不利，州都不化矣。其能治腿脚诸患，乃其余事耳。

七、丰隆、条口

丰隆胃络太阴脾，条口居前八寸齐。

哮喘风痰肠切痛，癫痫眩晕足难支。

丰隆在外踝上八寸，内与条口平齐，相距约一寸。丰隆为胃经之络穴，别走太阴。肺为华盖，居于至高，各经之病均能致咳，尤以胃气上干成为肺胃不和时，咳喘尤易发生。因肺虚而致咳喘者，金虚补土，亦可用之。脾为生痰之源，肺为贮痰之器，如因水湿内泛而多痰者，取脾胃之络以利湿化浊，自可收澄本清源之效。条口对风痰哮喘其效虽云不如丰隆，而其余功用亦大体相同。二穴均可深针。

八、梁丘

胃之郄穴号梁丘，髌骨边缘二寸求。
呕吐胃疼功立见，腰麻腰冷气能流。

距髌骨外上角约二寸。胃经之郄穴。统治脘痛及呕吐等症，对本腑病有著效，胃阳得振，水谷气充，而关节亦自将和利矣，灸不及针。灸后可生便秘，可再灸心经之神门以解之。

九、阴市

阴市膝盖上三寸，腰膝麻疼若水浸。
少腹奔豚寒疝动，相偕风市足能行。

在膝盖正中上三寸，略偏外些。治膝股及少腹诸病。兼取风市对腿足风痹尤佳。

十、伏兔

伏兔髌缘上行六，精神恍惚气不足。
下部诸疾妇人宜，瘾疹腰疼脚挛缩。

在髌上缘六寸起肉间。主治腰脚以及妇人下部诸疾，头重、腹胀亦可用之，皆循经求治之效。主神气不足者，治阳明之气血不充也。主遍身瘾疹者，治阳明之气血旺盛，风火内燔也。古书所云禁针及痈疽发于伏兔者死之说，皆不尽然也。虽深针三至四寸亦未见有害。针时针尖可自股骨外缘前进。

十一、气冲

气冲本为冲脉起，逆气上冲皆可已。

腰疼难产疝丸偏，曲骨两边二寸取。

在耻部曲骨穴旁二寸。为冲脉之所起。功能平冲降逆，行滞通瘀。凡逆气上冲如妊娠恶阻、奔豚气从小腹上冲心，皆可治之，故名。阴部诸病，难产、崩漏及胎衣不下亦良。防出血，宜慎针。孕妇以不针为宜。

十二、归来

丸蹇入腹唤归来，少腹奔豚实妙哉。

经闭腰疼血脏冷，癥瘕七疝尽无遗。

在气冲上一寸，中极旁二寸。治少腹奔豚，卵上入腹，归来之义，或系指此。腰疼、经闭、癥瘕七疝、妇人血脏虚冷等统可治之。孕妇以不针为宜。

十三、水道

水道通调水道功，下三旁二与脐逢。

二便不通少腹结，男为早泄女崩中。

在脐下三寸，旁开二寸，与关元平齐。对通调水道，厥功独多。因其能疏通三焦，泄膀胱及肾中之热气，故能疏通二便及治少腹积聚、崩中早泄等病。此外，对疝气偏坠及腰脊强痛等病亦效，孕妇以不针为宜。

十四、天枢

天枢平脐二寸开，吐呕腹泻痢成灾。
便闭经愆肠绞痛，大肠募穴妙能裁。

在脐旁二寸。大肠之募穴。功能补土安中，平冲降逆。对大肠病症有著效。腰疼、奔豚疝气、月事不调、赤白带下、肾与膀胱及前阴诸病，用之亦多。孕妇以不针为宜。

十五、梁门

梁门脐上平中脘，饮食不思胸腹满，
大肠滑泄谷难消，胁下如杯身黄染。

在脐上四寸，中脘旁二寸。治肠胃疾患是其分内事。胁下有痞气成块如覆杯，可用以开壅决滞。与背部之痞根穴同用尤良。身热目黄者，阳明之湿热薰蒸也，清其热而利其湿，肠胃之浊能除，则湿蒸之黄势自退。治饮食不思及胸腹胀满等症，与中脘同用更良。

十六、承满

承满主消上气满，去中二寸平上脘。

喘逆肩息可担承，腹胀肠鸣赖旋转。

在脐上五寸，去中行二寸，与上脘平齐。主上气、喘息、唾血及肠鸣、腹胀、食不下等病，承满之名实足当之。皆内调本腑、外通经脉之效。

十七、膺窗

膺窗穴居膺正中，乳上三指骨间空。

咳嗽气喘胸胁痛，肠鸣水泻乳生痈。

在乳上约三指，骨间陷中。前胸乳中曰膺，穴居膺中故名。治义与承满大致相同。不宜深针，最多不超过八分。

十八、缺盆

肩下有窝如盆缺，横骨中央缺盆穴。

喘急咳嗽气息奔，瘰疬喉痹胸中热。

在肩下陷窝中，横骨中央，因形象而得名。以泻热降气为主，故能治以上诸病。针三五分，切忌深刺，以免气泄喘咳。《集成》云："孕妇禁针。"

十九、气舍

气舍至天横寸五，梗噎喉痹咽中阻。

项强瘿瘤顾盼难，上气胸疼咳喘苦。

在天突旁开一寸五分，人迎直下。上近咽喉，旁邻气道，故所主多喉、肺诸疾。疏其壅滞则瘿瘤可消，解其纠结则项强自复。针五至八分，不可深。

二十、水突

水突人迎气舍间，咽喉痛肿效非凡。

咳止能教呼吸畅，喘平顿觉睡眠安。

在人迎下，气舍上，二者之中间。功用与气舍大体相同。

二十一、人迎

人迎喉旁动应手，位高法天测生死。

喉痹咳喘虽有功，重在指迷慎针灸。

在喉结旁大动脉应手。古人在三部九候诊法中，以人迎法天，寸口法人，趺阳法地，三者同时并重。虽对喉痹及咳喘等病俱有效，但针之不慎，每有出血不止及卒死之虞。苟无真知灼见、手法娴熟及取穴准者，则切忌妄针。若用于取喉部诸穴时作为指迷之用，则极为明显易识也。

二十二、头维

　　　头维发角五分中，面睏羞明脑若空。
　　　斜刺沿皮毋着艾，再求攒竹更多功。

　　在额角入发际五分。对偏头痛、眼烂、泪出羞明及颜面睏动等头面经脉郁滞诸病皆有效。兼攒竹更佳。沿皮斜刺。不灸，免毛发不生。

二十三、下关

　　　下关耳前合口空，直对上关主人逢，
　　　头面偏风喎口眼，牙龈肿痛耳鸣聋。

　　在耳前动脉下廉起骨下凹陷中，合口有空，张口则闭，直对上关（客主人）。所主皆手阳明经在头、面、口、齿等处郁滞为病。禁灸，不可久留针。

二十四、颊车

　　　颊车颊端开口空，牙关紧闭卒中风。
　　　口眼喎斜声不出，牙难嚼物颊生红。

　　在耳垂前下方约八分，曲颊端前上方约一横指。如将上下牙用力咬紧，则在指按处可有隆起，开口取之。以祛风开窍为主。凡中风、牙关紧闭、失音、牙痛、牙难嚼物、颌颊肿、口眼喎斜等悉可取之。功用甚著，针尖斜向内上方而进。

二十五、地仓

　　　吻外四分有地仓，牙疼颊肿目青盲。

　　　口眼㖞斜胃脘痛，斜针二寸亦无妨。

　　天气通于鼻，地气通于口。胃为仓廪之官，口为胃之门户，地仓在口角外四分，其义可知矣。口眼㖞斜为主治，其他齿、目诸病亦多采用。针尖斜向颊车，可深针至二寸。

二十六、四白

　　　瞳下一寸名四白，头部有功多在目。

　　　浅针稳刺切莫深，目成乌色嗟何及。

　　在瞳孔下一寸，眶骨正中凹陷处。足阳明之脉首出承泣而下四白，故对目部诸疾如目眴、目赤痛、目翳、目弦痒、羞明、落泪等多效。头痛及口眼㖞斜亦用之。持针稳定方可下针，针三四分，切勿太深。

第五章　任脉、督脉

第一节　任脉十五首十七穴

一、会阴

会阴正在两阴间，病在阴中效不凡。

产后昏迷人不醒，水淹卒死可生还。

在前阴与后阴之正中。为任、督、冲三脉之所起，又为任脉之络，别走督脉。所主皆前后阴诸病，如阴汗、阴痛、阴门肿、漏精、二便闭、谷道瘙痒、女子月经不通等。在产后血晕、溺死者，可针一寸补之。其余古人皆作禁针，但精自流及谷道瘙痒，针之效甚佳，似亦未可拘泥。

二、曲骨

横骨下缘居曲骨，沿脐直下丛毛入。

带下失精五脏虚，少腹胀满尿不得。

在耻骨上正中边缘，丛毛中，直对脐心。主少腹胀满、小便不通、失精、溃疝、女子赤白带下等阴部诸病。主男子五脏虚弱者，因脐下为生气之源，与气海、关元、中极等穴其功相近之故耳。《素问·刺禁论》曰："刺少腹，中膀胱，溺出令人少腹满。"故针前宜令病人小溲，虽深针至一寸亦无妨。

三、中极

脐下四寸出中极，阴虚㿗冷少腹急，

胎衣不下经不调，失精不育尿频数。

在脐下四寸，曲骨上一寸。人身从头至足，此穴适当其中故名。为膀胱之募穴，能益气固精，培元补肾，统治阳气虚惫，冷气积聚等少腹诸病。针灸皆良，孕妇禁之。

四、关元

脐下三寸是关元，积冷诸虚妙入玄。

少腹有疴皆可治，更医头痛及风眩。

在脐下三寸，曲骨上二寸。关者，出入之孔道也，为元气之所出入，故名。为小肠之募穴。统治诸虚百损，积冷入腹，少腹及前后阴诸病。对风眩头痛亦妙者，乃益气培元之功耳。有补无泻。宜多灸。孕妇禁针灸。《千金》曰："妇人针之无子。"

五、石门

石门本是三焦募，沿脐直下二寸住。

全身水肿腹敦敦，卒疝崩中肠不固。

在脐下二寸。三焦之募穴。三焦为决渎之官，故以消肿行水，利小便为主。治一身尽肿、小腹敦敦然气满以及卒疝、奔豚等下腹诸病。当肠鸣洞泄之际，清浊不分，小溲随大便而出，小便利则清浊自分，洞泄自止矣。女子禁针禁灸。古书云：女子犯之终身不孕。

六、气海

气海脐下一寸五，百损诸虚无不主。

一切气疾久不瘥，阴盛阳虚功足数。

在脐下一寸五分。为人身元气之所汇，故名。百损诸虚，真气不足，一切气疾如气喘及诸气病，久不瘥者，几乎无不主之。对阴盛阳虚、下元虚冷、脐下有冷气上冲心腹、绕脐疼痛、奔豚七疝、少腹冷块、卵缩、四肢厥逆、小便不利或遗尿、月事不调、产后恶露不止、赤白带下等均有效。孕妇禁针灸。

七、阴交

阴交一寸邻脐下，尿闭丸偏崩漏罢。

腰疼水肿夜不眠，三里水分齐佐驾。

在脐下一寸。与石门同为三焦之募穴。对腰痛及腰膝拘挛有显效。少腹诸病如女人不孕、崩带、阴痒、绕脐冷痛、疝气上冲亦效，惊悸不眠等亦多用之。如水肿鼓胀，佐以足三里、水分尤良。

八、神阙

　　　　神阙正在脐中央，禁针多灸纳盐良，
　　　　中风尸厥人不省，肠鸣泄痢与脱肛。

　　在脐中心。凡中风尸厥、不省人事、腹中虚冷、肠绞痛、肠鸣、泄利、脱肛等病，纳炒盐令满，用姜片盖定，灸二三百壮有大效。或以川椒代盐亦妙。禁针。

九、水分

　　　　水分要在能分水，清浊难分水病推，
　　　　洞泄肠鸣腹如鼓，上脐一寸灸为宜。

　　在脐上一寸。《大成》云："穴当小肠下口，至是而泌别清浊，水液入膀胱，渣滓入大肠。故曰水分。"又名分水，对小便不利、水泻、水肿、腹中漉漉有水声均效。与石门治义略同。水病不宜针，宜连灸数十壮。凡水病可先灸水分及水道，后足三里、气海、阴交、阴谷、建里、阴陵泉等穴，同时配伍。利水虽有殊功，但欲速则不达也。《集成》云："孕妇不可灸。"

十、三脘

　　　　脐上三脘二四五，自下向上次第数。

翻胃呕吐食不消，腹痛肠鸣均可主。

上脘宁心治悸惊，虚劳痰多血常吐。

胃募中脘功独多，喘息伏梁热病取。

下脘在脐上二寸。中脘在脐上四寸（神阙与鸠尾之正中）。上脘在脐上五寸。此三脘均有宽中快膈、行气消胀、软坚化湿、开郁培土之功，对肠鸣、腹胀、泄痢、食不消、呕吐等病，功皆相同。因手太阴之脉起于中焦，还循胃口，故上脘对虚劳痰多吐血等症为好。中脘为胃之募、腑之会，又为手太阳、少阳、足阳明、厥阴及任脉六脉之会，故尤为重要而为三脘之首。对心悸、心痛、心积伏梁、心下如覆杯、天行热病、身热汗不出等，宜中脘与上脘同治，并可止喘息。

《集成》针中脘手法云："方书云，中脘穴针入八分。然而凡人之外皮内胞各有浅深，铭念操心。纳针皮肤，初似坚固，徐徐纳针，已过皮肤，针锋如陷空中，至其内胞忽觉似固，病人亦致微动，然后停针留十呼，徐徐出针（作者按：此法凡针脐上下及腹部诸穴均可酌用）。凡诸穴之针，则或间日一行针，而中脘则每间七八日而行针。针后虽频数食之，慎勿饱食，不尔则有害。"

十一、巨阙

巨阙鸠尾下一寸，心悸恍惚气短闷。

癫痫尸厥不识人，呃逆不止卒心痛。

在鸠尾下一寸。心之募穴。主治心气不足、精神错乱及心痛、呃逆诸病。癫痫发作时，迅刺一二分，能立时回苏。

十二、膻中

心包之募气之会，两乳中间膻中位。

噎气喉鸣咳唾脓，乳痈乳少均足贵。

在两乳之正中，仰面取之。心包之募穴。气之会，亦称上气海。功能利肺降气，治肺痈咳唾脓血、喉鸣、咳逆、哮喘、嗳气、短气、少气、心胸痛、胸膈痞满、妇女乳痈及乳汁不足等症。针灸均可。针时可先入分许，再按倒针身，沿皮向上或向下深入寸半至二寸。

十三、璇玑

璇玑善治气咳逆，胸痛喉痹不得息。

胃中有热可消除，三里同行人所悉。

在天突下一寸六分。主胸痛、喉病。偕足三里能消食积，兼气海可治喘满。沿皮斜刺向上或向下。均可深入寸许。

十四、天突

天突四寸对结喉，喑不能言气逆求。

喉中生疮舌下急，毫针深刺艾毋投。

在喉结下四寸宛中，主哮喘气逆、喉中生疮、舌本强、暗不能言及呕吐等病。治哮喘时宜同时灸膻中。灸亦可，但不及针。

十五、承浆

唇棱有凹可承浆，口眼㖞斜舌本强。
齿痛牙痦常采用，癥瘕七疝被遗忘。

在下唇中央，唇棱下缘宛中。头、面、口、齿诸病常被采用，再配以风府更好。对女子癥瘕、男子七疝及小儿遗尿等，则用之不多。下有病取之上，此义盖被忽视矣。

第二节　督脉十五首十五穴

一、长强

长强尾闾骨端尖，洞泄肠风二便难。
痔漏五淋精自出，腰疼头痛发狂癫。

在尾闾骨之尖端与肛门之间。督脉之络，别走任脉。上有病取之下，故可治头及癫狂诸疾。下有病取之上，故兼百会可收脱肛。针一至二寸，以大痛为度。灸不及针。

二、腰俞

记取腰俞廿一椎，舒身纵体始能真。

月事不调经水闭，腰痹髋痛脊难伸。

在二十一椎下缘宛中，与下髎平。伏地舒身以两手重叠支额，令全身百节皆纵然后取之。以下腹及腰髋诸疾为主，针尖向上深刺，浅刺少效。

三、命门

命门平脐十四椎，腰疼肾败下元亏。

痨瘵骨蒸阴渐涸，腹寒久痢土将颓。

在第十四椎下，前与脐平，伏而取之。功能补阴拯阳，培元益气。故对下元亏损、阴虚阳竭、脱肛便血、小便频数及久痢不止等病常有卓效。老人肾虚多溺，可与肾俞同用。

四、筋缩

九椎筋缩筋不缩，肢节缓纵或抽搐。

癫痫项强脊如弓，风痹偏瘫四肢木。

在九椎下、十椎上，俯而取之。肝主筋，穴在肝俞之中间，故舒筋祛风为独擅。穴名筋缩其义有二：筋节挛缩者可使之不缩，如癫痫项强、目上戴者是也；筋节之缓纵者可使之收缩，如偏风四肢麻木不用是也。对于穴名之阐释，虽在以上各节中略有发明，然不逮甚远，如能足而成之，其功实大，愧余有志而未能。

五、至阳

七椎至阳宜俯取，痞满黄疸功在灸，

恶疮疔毒与痛疽，头重头疼腰无主。

在七椎下、八椎上，俯而取之。与膈俞、膈关平齐。同为治呃逆、呕吐、痞满及噎膈反胃之名穴。治黄疸者，乃中焦之痞满既开，脾胃之水湿自化，清除湿热之功耳。以灸为良。可与腕骨、公孙同用。一切恶疮疔毒与无名肿毒，灸之有奇效。治头重痛、腰脊痛及四肢重痛亦效者，是督脉能旁通诸阳之功也。久喘灸亦良。

六、身柱

人无身柱脊难伸，痰喘虚劳咳嗽频。

热病妄狂如见鬼，大人癫痫小儿惊。

在三椎下、四椎上，俯而取之。治腰脊痛良，与肺俞魄户相平，距膏肓亦近，故功用亦大体相同，宜兼取或轮取之。治热病狂妄及癫痫、瘰疬，宜兼本神。狂妄者能使精神安静，抑郁者能使精神焕发。治外感风寒、咳嗽、哮喘等病，宜兼陶道及风门等穴同用。

七、陶道

一椎之下名陶道，外感风寒疟疾妙。

恶寒发热脑昏沉，脊强风痹皆重要。

在一椎下、二椎上，俯而取之。功能发汗退热，祛风解表，为天行热病及疟疾等之常用穴。

八、大椎

一椎之上诸阳会，穴号大椎热病贵。

劳伤咳嗽肺膨膨，惊风项强难回顾。

在一椎上，俯而取之。为手足三阳经及督脉之会，故善能泻热除烦。治热病及头项强痛与陶道同功。治劳伤咳嗽及喉痹等功效亦著。

九、哑门

哑门项后入发五，舌强舌缓难出语，

热盛气壅不识人，宜浅慎深灸勿取。

在项后正中入发际五分宛中，仰头取之。为督脉、阳维脉之会。入系舌本。故能治头强、舌缓、重舌及热盛气壅等偶然失语或久哑。对头风、头痛、中风、尸厥暴死、项强反折、鼻出血及热病汗不出等，亦宜采用。古书云：针三五分，过深杀人。但亦不宜太浅，通常在八分左右。如取穴准确，手法娴熟，亦有能针至二寸者。初学者如不遇真传，慎勿轻试。诸书均云禁灸，灸之令人哑，如既已哑矣，自不当禁灸而又宜灸矣。

十、风府

　　中风不语寻风府，入发一寸项后取。

　　振寒汗出夹头疼，鼻血喉痹肢不举。

　　在项后入发际一寸，大筋内侧宛中。功能醒脑开窍，清热息风。为治外感风寒头痛、鼻塞、鼻血、喉痹、项强、反视、眩晕及舌强暴喑之要穴。偏风、半身不遂及腿脚诸病亦效。刺法同哑门。

十一、百会

　　百脉上巅朝百会，百病皆治中风最。

　　语言謇涩口难开，角弓反张身不遂。

　　头疼眩晕心怔忡，阴核脱垂肠泄痢。

　　提取诸阳气上升，多灸少针尤足贵。

　　在头顶中央旋毛中，直两耳尖或略偏，按之有凹陷处可容豆，为全身最高处。手足三阳经及足厥阴经皆会于此，诸穴皆在其下，为百脉之所聚会，故名。能醒脑安神，祛风开窍。百病皆治而以中风不语、尸厥、口噤为主。偏正头痛、头风、偏风半身不遂、心气不足、眩晕、健忘、失眠、小儿急慢惊风，亦有确效。因其能提取诸阳之气上升，故阳气下陷者可升之（灸），而火逆上亢者亦可泄之（针）。经曰："病在下者取之上。"又曰："下者举之。"故能治脱肛、久痔、大肠滑泄及阴核（按《肘后歌》曰："阴核发来如升大，百会妙穴真可骇。"可能是泛指妇女的子宫脱垂、阴道黏膜脱垂、男子的睾丸肿大或是疝内容脱入阴囊中，也可能指肛门外翻等病）等下部疾病。常与长强同用。针不及灸。

十二、上星

> 上星直鼻入发寸，头鼻目疾凭君认。
> 发热振寒汗出难，出血无妨灸宜慎。

在鼻直上，入前发际一寸，陷中可容豆。对头痛、面赤肿、鼻塞、鼻涕、鼻血、目眩、目睛痛、不能远视等病均可主之。并能发汗退热。以细三棱针放血，能宣泄诸阳热气，无令上冲头面。不宜多灸，恐气上令目不明。古法针上星时必先取譩譆，后取天牖、风池，其理未解，以待知者。

十三、神庭

> 神庭直鼻入发五，风痫癫疾神无主。
> 寒热头疼涕泪多，喘喝烦满时呕吐。

直鼻上，入前发际五分。治癫痫风眩、目上戴不识人、角弓反张、精神错乱、寒热头痛、涕泪不止、喘喝、呕吐、烦满等病。古书禁刺，云刺之令人发癫疾，目失精。灸可七壮，亦不宜多。孙思邈曰："针之主发狂，灸之则愈癫疾。"故多认为可灸而禁针，但实可针也。张子和曰："治火之法……在针则神庭、上星、囟会、前顶、百会。血之翳者，可使立退……肿者，可使立消。"《玉龙歌》曰："头风呕吐眼昏花，穴取神庭始不差。"杨继洲注曰："神庭入三分，先补后泻。"曾针之多次，未见有发狂及目不明者，存疑可也。

十四、印堂

印堂正在两眉心，止眩安眠善定惊。
鼻病头疼睛痛效，吐呕血晕尽能平。

自鼻直上发际曰天中，天中下曰天庭，即额也。天庭下曰司空，司空下曰印堂。两眉间曰阙，两额角曰方广。印堂正当两眉头中间，向列为经外奇穴，今则收入正经。功用广溥，举凡头痛、眩晕、失眠、目睛痛、鼻塞、鼻臭、多涕、小儿急慢惊风、呕吐及产后血晕等用之皆效。《理瀹骈文》曰："产后血晕不语，此血气两脱，灸眉心不若针眉心。此穴上通脑，下通舌，而其系则连于心。刺其眉心，则脑与舌通，而心之清气上升，瘀血自然下降矣。"灸后生瘢，为人所不乐受。针效甚捷，故皆以针为主。

十五、水沟

水沟近鼻常流水，眩晕昏迷口不开。

颜面㖞斜唇吻动，通身水肿渴成灾。

闪挫腰疼多痛楚，癫痫语不识尊卑。

刺有殊功毋着艾，进针剧痛莫迟疑。

一名人中。在鼻孔下，近鼻柱处。中风昏迷急救时必取。对癫痫语无伦次，口眼㖞斜，唇动如虫行，遍身水肿，消渴饮水无度，皆有良效。脊膂强痛，挫闪腰痛，宜与委中同用。灸不及针。进针以剧痛为尤效。

附：移光定位针刺心法歌

移光定位妙用长，五脏五腑十干详。

甲胆乙肝小肠丙，丁心戊胃己脾乡。

庚是大肠辛是肺，壬属膀胱癸肾藏。

心包三焦统气血，包纳阴干焦纳阳。

十二支应十二时，干支脏腑互依赖。

阳子寅辰午申戌，阴丑卯巳未酉亥。

肺寅大卯胃辰宫，脾巳心午小未中。

申胱酉肾心包戌，亥焦子胆丑肝通。

井荥输原经与合，日时纳穴依次量。

欲识井荥五输穴，六十六穴有篇章。

六阴亦有六原穴，七十二穴不荒唐。

中都通里孙列缺，水泉内关一同行。

阳干日穴阳腧值，阴日阴时阴腧入。

阳支时穴首侠溪，少商解通委使出。

阴支时穴首行间，曲商腕阴中渚得。

阴阳互换日时同，脏腑相通功仿佛。

日时纳穴有三针，时穴病穴君宜择。

图书在版编目（CIP）数据

金针梅花诗钞 / （清）周树冬著；周楣声重订．—
青岛：青岛出版社，2024.5
ISBN 978-7-5736-1180-2

Ⅰ．①金… Ⅱ．①周… ②周… Ⅲ．①针灸疗法②古
典诗歌－诗集－中国－清代 Ⅳ．① R245 ② I222.749

中国国家版本馆 CIP 数据核字 (2023) 第 122688 号

JINZHEN MEIHUA SHICHAO

书　　名	**金针梅花诗钞**	
著　　者	［清］周树冬	
重　　订	周楣声	
策　　划	周迪颐	
出版发行	青岛出版社（青岛市崂山区海尔路 182 号，266061）	
本社网址	http：//www.qdpub.com	
邮购电话	0532-68068091	
责任编辑	傅　刚　张　岩　张学彬　　E-mail:qdpubjk@163.com	
封面设计	光合时代	
排　　版	青岛新华印刷有限公司	
印　　刷	山东临沂新华印刷物流集团有限责任公司	
出版日期	2024 年 5 月第 1 版　2024 年 5 月第 1 次印刷	
开　　本	32 开（890mm×1240mm）	
印　　张	8.75	
字　　数	180 千	
书　　号	ISBN 978-7-5736-1180-2	
定　　价	98.00 元（精装本）	

编校印装质量、盗版监督服务电话 4006532017　0532-68068050